L'ART
D'ACCOUCHER
RÉDUIT
A SES PRINCIPES.

L'ART
D'ACCOUCHER
RÉDUIT
A SES PRINCIPES,

Où l'on expose les pratiques les plus sûres & les plus usitées dans les différentes especes d'Accouchemens.

Avec l'Histoire sommaire de l'Art d'accoucher; & une Lettre sur la conduite qu'Adam & Eve dûrent tenir à la naissance de leurs premiers enfans.

Par J. ASTRUC, *Professeur Royal de Médecine, & Médecin Consultant du Roi.*

Fungar vice cotis, acutum
Reddere quæ ferrum valet, exsors ipsa secandi.
Horat. *Art. Poet.*

A PARIS,

Chez P. GUILLAUME CAVELIER, Libraire, rue S. Jacques, au Lys d'or.

M. DCC. LXVI.

Aavec Approbation & Privilége du Roi.

Je multiplierai vos douleurs & vos groffeffes ;
Vous mettrez au monde vos enfans dans
la douleur. *Genef.* III. 16.

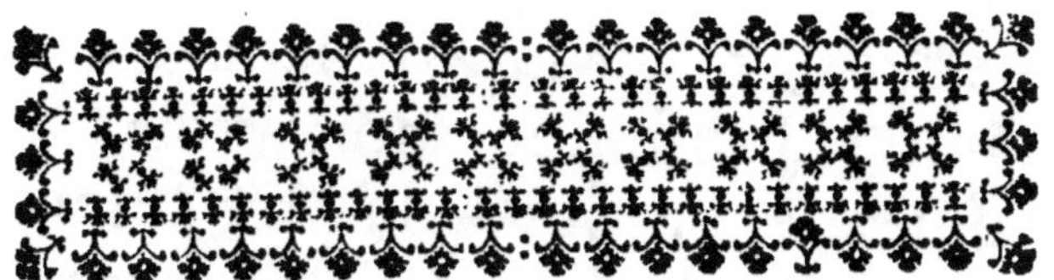

PRÉFACE.

J'ANNONCE dès le Frontifpice de cet Ouvrage, que je n'ai jamais accouché, & j'entreprends cependant de donner des leçons fur l'Art d'accoucher. Cela paroît fe contredire, & il eft néceffaire de l'expliquer.

Je fus chargé par la Faculté de Médecine de Paris en 1745, de faire aux Matrones ou Sagesfemmes, & à leurs Eléves un Cours fur les Accouchemens, qu'on prétendoit établir dans les Ecoles de Médecine, & qui y fubfifte depuis. Je me prêtai fans peine aux defirs de la Faculté. Je n'avois pourtant fur cette matiere que les connoiffances générales, que tout Médecin, qui aime fa profeffion, doit avoir fur toutes les parties de la Médecine, même fur celles qu'il ne pratique pas, & qu'il ne pratiquera jamais. Mais ce Cours ne devoit fe faire que dans fix mois, & je profitai de ce délai, pour lire ou pour relire tous les Traités fur l'Art d'accoucher, qui ont paru depuis trente ans, tant en latin, qu'en françois.

Je trouvai dans prefque tous des chofes folides, utiles, importantes, dignes de louange, mais je trouvai ces Traités écrits fans ordre ni méthode, pleins d'inutilités, de répétitions, d'obfervations vagues ou mal rendues, où l'on cherchoit à briller en courant après une érudition mal placée & mal entendue, où l'on s'appéfantiffoit fur des queftions de Médecine difficiles,

qu'on n'entendoit pas, & qui certainement déprécioient le reste
de l'ouvrage. C'est ainsi que font
composés la plus grande partie de
ces ouvrages volumineux, où le
bon & le vrai qu'il y a, est étouffé
sous un tas de choses frivoles ou
étrangeres. J'en dois pourtant
excepter quelques-uns, mais en
petit nombre, composés avec
ordre & précision, où l'on ne
trouve rien que d'utile, & où
l'Auteur paroît être très-supé-
rieur à sa matiere.

Je dévorai tous ces dégoûts;
je lûs ces ouvrages avec attention, je recueillis ce qu'il y avoit
d'utile & de bon; je comparai
les différentes pratiques rapportées dans ces livres; je choisis
celles qui me parurent les meil-
leures & le plus autorisées, & de
cette façon je fis une compilation qui servit, pour ainsi dire,

de canevas aux leçons publiques que je fis, & qui furent bien reçues.

Je fus chargé encore du même emploi les deux années suivantes, & j'en profitai pour perfectionner ce que j'avois recueilli: nouvelles lectures, nouveaux extraits, nouvelles réflexions, ce qui rendit ma premiere compilation plus étendue, & même, à ce que je crois, meilleure.

Je l'avois oubliée, & je ne pensois pas à en faire aucun usage, quand on m'a représenté qu'il y avoit à Paris des instructions pour les Sages-femmes, qu'il y en avoit peut-être dans les grandes villes du Royaume; mais qu'il n'y en avoit certainement point dans les villes médiocres des Provinces, & sur-tout dans la campagne; qu'il n'y avoit pas même aucun ouvrage à leur portée, où elles puſſent apprendre du moins les principes de leur art ; qu'elles n'avoient qu'une vieille routine, qui ſe tranſmettoit de main en main, & qu'il étoit triſte de voir les jeunes Sages-femmes obligées d'acheter par les complaiſances les plus ſerviles, ce que les vieilles vouloient ou pouvoient leur communiquer, qui ſouvent n'étoit rien, du moins toujours très-peu de choſe.

On a voulu me perſuader que les leçons que j'avois faites aux Ecoles de Médecine pour les Sages-femmes de Paris, ſeroient un ouvrage très-utile pour les Sages-femmes des Provinces, ſi je voulois me donner la peine de les mettre en ordre ; mais je ne pouvois m'y réſoudre. C'eſt l'impreſſion du *Traité des Maladies des Femmes*, que je viens de don-

ner, qui m'y a déterminé. J'ai
compris que cet ouvrage ne feroit point complet, fi je n'y joi-
gnois pas un *Traité des Accouchemens*, qui font une des maladies des femmes les plus com-
munes. J'ai donc repris mon ancien recueil, & après y avoir fait
les changemens, les corrections,
les augmentations qui m'ont paru
néceffaires, j'ai compofé l'ouvrage que je publie.

En le faifant, je me fuis propofé trois points, que je croïs
effentiels dans tous les ouvrages *didactiques*, c'eft-à-dire, faits
pour inftruire, pour enfeigner.

Le *premier*, de fuivre une méthode exacte, un ordre régu-
lier de mettre chaque chofe à
fa place, de commencer par les
plus faciles pour paffer à celles
qui font plus difficiles, de ne
rien laiffer en arriere qui n'ait été

suffisamment expliqué. Par ce moyen le Lecteur passe sans être arrêté d'un Chapitre difficile à un plus difficile encore, & parvient sans peine à entendre ce qu'il y a de plus obscur dans la matiere, qu'il étudie. *Ordinis hæc virtus erit.*

Le *second*, de me conformer au conseil d'Horace, qui dit, *Quidquid præcipies, esto brevis.* Dans cette vûe, j'ai retranché les circonstances, les digressions, les réflexions inutiles, & je me suis borné à ce qu'il y avoit d'essentiel dans les pratiques que j'ai rapportées. Par ce moyen, l'esprit n'étant pas distrait, s'occupe tout entier de l'objet qu'on lui présente, & le comprend mieux.

Le *troisieme*, d'être clair. Cette qualité est absolument nécessaire dans un ouvrage didactique, des-

tiné pour des femmes peu capables de fuivre un raifonnement
difficile & obfcur. C'eft pourquoi j'ai eu foin d'écrire d'un ftyle
fimple , de n'employer que des
périodes courtes & fans aucune
inverfion, & de prendre tous les
mots dans leur fignification naturelle , fans aucune métaphore.

Si j'ai réuffi par ces attentions
à donner un Traité élémentaire
fur l'Art d'accoucher, qui foit à
la portée des Sages-femmes , &
qui puiffe fervir à leur inftruc-
tion, je ferai plus content d'avoir
fait une compilation utile , que
d'avoir publié un ouvrage plein
de recherches ingénieufes &
nouvelles , mais purement cu-
rieufes.

J'ai fuivi fcrupuleufement le
Plan que je m'étois impofé , &
fi je m'en fuis écarté , ce n'eft
que dans l'*Hiftoire fommaire de*

l'Art d'accoucher , & dans le Chapitre de l'*Opération Céfa-rienne* , où l'on pourroit trouver que j'ai trop entaffé de cita-tions. Mais je n'ai pas pu m'en difpenfer , & il n'y avoit point de milieu : ou il falloit omettre ces deux queftions , ce que je n'ai pas cru pouvoir , ni devoir faire ; ou il falloit les traiter , comme j'ai fait. Les Sages-femmes profiteront de ce qu'elles entendront , & négligeront le refte qu'elles n'entendront pas , & qui n'a pas été fait pour elles.

On pourra bien me blâmer peut-être de n'avoir pas traité dans un affez grand détail des différentes efpeces d'accouchements laborieux , qui viennent de la mauvaife conformation des os du baffin , contre lefquels la tête de l'enfant fe trouve encla-vée. Mais j'ai mes excufes toutes prêtes.

Ces conformations vicieufes ,
qui rendent les accouchements
laborieux , font pour l'ordinaire
les fuites de la débauche des parents. Elles font rares dans les
Villes de Province , & elles font
inconnues dans les campagnes ,
& c'eft pour les Sages - femmes
des Villes des Provinces & de la
Campagne que j'écris.

D'ailleurs pour exécuter ces
accouchemens , la dextérité ne
fuffit pas , il faut des inftruments
particuliers , que les Sages-femmes n'ont pas , & dont la plûpart ne fçauroient pas faire ufage. Que s'il y en a quelques-unes ,
qui fouhaitent d'être mieux inf-
truites fur ces accouchemens ,
& fur les inftruments qui y font
néceffaires , je leur indique *les
Obfervations fur les caufes &
les accidents de plufieurs accouchements laborieux ,* imprimées

en 1747. & *la suite de ces Observations* , imprimées en 1751.
que je suis sûr qu'elles ne liront
pas sans y apprendre beaucoup ,
si elles parviennent à les entendre.

Enfin j'exhorte les Sages-femmes à donner moins de breuvages aux femmes en couche dans
les accouchemens difficiles & laborieux. Je sçais bien que ces
breuvages viennent originairement de nous ; que les Livres de
nos anciens Auteurs en sont
pleins ; que c'est par tradition
que les Sages - femmes se les
transmettent , & qu'ils font une
grande partie de la science de
la plûpart d'entr'elles. Mais ces
breuvages échauffent beaucoup ,
donnent souvent la fiévre , & ne
font pas changer la mauvaise situation de l'enfant. Il faut dans
ces cas , qui sont fréquents , sça-

voir retourner l'enfant, & l'accoucher par les pieds ; l'opération n'eſt pas difficile, ſur-tout
quand on la fait de bonne heure,
la matrice étant encore humide
& lâche , & ſi les Sages-femmes
ne la ſçavent pas faire, il faut
qu'elles renoncent à leur état.

TABLE

DES TITRES,

Contenus dans cet Ouvrage.

LIVRE PREMIER.

CHAPITRE PREMIER.

CHAPITRE II.

CHAPITRE III.

CHAPITRE IV.

CHAPITRE V.

CHAPITRE VI.

LIVRE II.

CHAPITRE PREMIER.

CHAPITRE II.

LIVRE III.

CHAPITRE PREMIER.

CHAPITRE II.

Des Accouchemens laborieux & difficiles du chef de l'enfant, 191

CHAPITRE III.

Des Accouchemens laborieux & difficiles du chef de l'arriere-faix, 206

LIVRE V.

Des accidents funeftes, qui arrivent quelquefois dans les Accouchemens, 269

CHAPITRE PREMIER.

De la chûte ou defcente de la matrice, ibid.

CHAPITRE II.

Du renverfement de la matrice, 275

CHAPITRE III.

Des mouvemens convulfifs de la matrice dans l'accouchement, 280

CHAPITRE IV.

De la rupture de la matrice, 288

CHAPITRE.

CHAPITRE V.

CHAPITRE VI.

CHAPITRE. VII.

Fin de la Table des Titres.

HISTOIRE SOMMAIRE

DE L'ART D'ACCOUCHER.

L'HISTOIRE de l'Art d'ac-
coucher ne peut être que fommaire, car elle fe réduit à quelques faits épars dans plufieurs Auteurs, où il faut les chercher
& les recueillir ; mais toute fommaire qu'elle paroiffe être, elle
doit du moins nous apprendre,
1°. par quelles perfonnes cet
Art a été exercé. 2°. Par quels
progrès il s'eft fucceffivement
perfectionné. 3°. Quels font les
Traités particuliers qu'on a com-
pofés fur ce fujet, & qui ont en
quelque maniere détaché l'Art
d'accoucher du refte de l'Art de

Chirurgie. Ce ſont là auſſi les points, que je me propoſe de traiter dans les Articles ſuivants.

ARTICLE I.

Par quelles perſonnes l'Art d'accoucher a-t-il été exercé ?

L'ART d'accoucher eſt preſque auſſi ancien que le monde. Lorſque Eve, chaſſée du Paradis terreſtre, accoucha de ſes enfants, elle eut beſoin d'être ſecourue, & elle ne put l'être que par Adam. Mais dès que leur poſtérité ſe fut multipliée, les femmes ſe rendirent en cela des ſecours mutuels, juſqu'à ce que quelques - unes d'entre elles, ayant eu plus de goût ou plus de talents pour ces fonctions, s'y appliquerent plus particulierement, & devinrent de véritables Sa-

ges-femmes, telles qu'elles pouvoient l'être dans ce temps-là.

I. LA premiere Sage-femme
dont il soit parlé sous ce nom,
est celle qui assista au second accouchement de (*b*) Rachel, femme de Jacob. Cette Sage-femme
pour l'encourager, eut beau lui
annoncer qu'elle accoucheroit
d'un garçon, Rachel expira en
le faisant. Il est parlé dans la Genese d'une autre Sage-femme à
l'occasion des couches de (*c*)
Thamar, qui accoucha de deux
gemeaux; mais la mention la plus
honorable pour les Sages-femmes, est celle qu'on trouve dans
(*d*) l'Exode, où le Pharaon qui
régnoit en Egypte & qui vouloit
faire périr les Hébreux, com-
manda aux deux Sages-femmes,

(*b*) *Genes. Chap.* 35. *vers.* 16. *& suiv.*
(*c*) *Ibid. Chap.* 38. *vers.* 27. *& suiv.*
(*d*) *Chap.* 1. *vers.* 15. *& suiv.*

que l'Ecriture nomme *Siphra* &
Phuha, de faire périr tous les
enfants mâles des femmes des
Hébreux, à quoi elles n'eurent
garde d'obéir, & ce qui mérita
que Dieu les en récompensât.
Ce ſont des femmes de même
qui aſſiſterent la femme de Phi-
née, fils d'Heli, Grand Prêtre
des Hébreux, (*e*) dans le malheureux accouchement, qu'elle fit
à la nouvelle de la priſe de l'Ar-
che, & de la mort de ſon Mari
& de ſon Beau-pere. Dans tous
ces endroits les Sages - femmes
portent le nom Féminin de *Me-*
jalledeth.

II. Chez les Grecs c'étoient
des femmes de même, qui ſer-
voient dans les accouchemens.
Phanerete, mere de Socrate,
étoit une Sage - femme ; Platon

_____
(*e*) I. des Rois, *Chap.* 4. *verſ.* 19. *& ſuiv.*

parle au long (*f*) des Sages-femmes ; il en explique les fonctions, il en regle les devoirs, il marque qu'elles avoient à Athènes le droit de propofer ou d'affortir les mariages. Hippocrate (*g*) fait mention de Sages-femmes, de même (*h*) qu'Ariftote, (*i*) Galien & (*k*) Aëtius ; ce dernier même cite fouvent une femme nommée Afpafie, qui étoit, fuivant les apparences, une Sage-femme.

Enfin, Mofchion Auteur Grec, à la vérité, mais peu ancien, à ce que je crois, en fait fouvent mention, on les appelloit chez les Grecs Μαῖαι ou Ιατρομαῖαι, c'eft-à-dire, à ce qu'on penfe, *Maman* ou grand *Maman*.

(*f*) In Theæteto.
(*g*) De Morbis Mulierum, *Libr.* I. *part.* 76. & 93. *juxta editionem Lindenii.*
(*h*) Hiftor. Animal. *Libr.* VII. *Cap.* 10.
(*i*) *In Aphor. Comment.* V. Aphor. 51. & 62. *De Natural. Facult.* Libr. III. Cap. 3.
(*k*) Tetrabibl. IV. *Serm.* IV. *Cap.* 22.

III. On connoît encore mieux les uſages des Romains, & l'on ſçait qu'il n'y avoit chez eux que des Sages-femmes. Les ſeules Comédies de Plaute & de Térence en fourniſſent la preuve. On y voit que ce ſont toujours des Sages-femmes qu'on appelle pour ſecourir des femmes qui accouchent. D'ailleurs Pline parle plus d'une fois dans ſon Hiſtoire naturelle des Sages-femmes & de leurs fonctions, & il en nomme deux (*l*), Sotira & Salpe (*m*), qui avoient eu apparemment plus de réputation. Enfin on trouve dans Gruter, (*n*) Reineſius, & (*o*) Gaſpar Bartholin, pluſieurs inſcriptions ſépulcrales, où il eſt fait mention de Sages-femmes, qui y

(*l*) *Libr.* XXVIII. *Cap.* 7.
(*m*) *Libr.* XXXII. *Cap.* 10.
(*n*) Epiſtol. 35, ad *Rupert.*
(*o*) In Expoſitione veteris in puerperio ritûs, pag. 37. & 38.

font nommées, & dont le nom Latin eft toujours orthographié par un p. *Opftetrix*, ce qui femble prouver que ce nom venoit de *ops*, *opis*, & de *fto* pour *præfto*, & fignifioit, une *femme qui fecourt*.

IV. LE même ufage fe foutint dans la décadence de l'Empire. Ammien Marcellin affure que Eufebie, femme de l'Empereur Conftance fils de Conftantin le Grand, jaloufe de la fécondité d'Hèlene fœur de fon mari, & femme de Julien, connu fous le nom d'*Apoftat*, gagna la Sage-femme qui devoit l'accoucher dans les Gaules, où fon mari commandoit, & l'engagea a faire mourir l'enfant dont elle accoucheroit, en coupant trop court le nombril, c'eft-à-dire, le cordon ombilical, *præfecto plùs quàm convenerat umbilico*, dit

Ammien Marcellin.

On peut rapporter à ce temps, quoique bien moins ancien, un Médecin, dont l'Ouvrage divisé en trois Livres, a été publié sous différens noms, mais je crois que le véritable étoit Théodose Priscien. Ce Médecin me paroît avoir vécu vers le VIII. siecle de Jesus - Christ. Des trois Livres dont son Ouvrage est composé, il adresse le troisieme, intitulé *Gynæcea, ad Salvinam* selon l'édition de Basle, ou *ad Victoriam* selon l'édition de Strasbourg. Mais cela revient au même par rapport au sujet que nous traitons, car il paroît par les paroles de Priscien, que c'étoit à une Sage-femme que ce Livre étoit adressé. Enfin, une femme appellée *Trotula* qui paroît avoir vécu dans le XIII. siecle, & que je crois avoir été une Sage-femme, ce qui paroît prouvé par l'Ouvrage même, composa un Traité, qu'on doit regarder comme le premier Traité particulier des Accouchemens.

Il eſt certain que depuis ce temps-là les nations connues & civiliſées n'ont admis que des femmes pour ſecourir les femmes en couche. Nous l'avons conclu à l'egard des Hébreux, des Grecs & des Latins, par les noms féminins qu'on donnoit à ces perſonnes, ce qui en dénote le ſexe. Nous pouvons le conclure de même & par la même raiſon des nations de l'Europe.

Les perſonnes qui aſſiſtent les femmes en couche, qui facilitent l'accouchement, & qui reçoivent les enfans à leur naiſſance, s'appellent en Eſpagne *Comadré*, ou *Partera*; en Italie *Comaré* ou *Levatrici*; en France *Matrones*

ou *Sages - femmes*; en Angle‑
terre *Midwifes*; en Allemagne,
Hebammen, de *heben*, *lever*. En
baſſe Bretagne, où l'ancienne
langue Celtique ſubſiſte en‑
core, on leur donne le nom de
Mamdiegues, c'eſt-à-dire, à ce
qu'on prétend, *Mama mena‑
geres*. Tous ces noms, qui ſont
féminins, ſont une preuve, qu'on
n'a employé que des femmes à
ces fonctions.

Ce n'eſt pas qu'il n'y eût dans
ce temps - là, ſur - tout dans les
grandes Villes, des Chirurgiens
qui s'appliquoient à l'Art d'ac‑
coucher, & qui en faiſoient une
étude particuliere. On les appel‑
loit dans les cas difficiles, où les
Sages-femmes ſentoient leur in‑
ſuffiſance; quand l'enfant étoit
en travers dans la matrice, &
qu'on ne pouvoit pas le ranger;
quand il étoit hydropique ou

monſtrueux ; quand il étoit mort ; quand on avoit retiré le corps, mais que la tête reſtoit dans la matrice ; quand il y avoit quelque défaut de conformation dans les parties de l'accouchée, &c. Alors le Chirurgien tâchoit par ſon adreſſe de délivrer la femme, on avoit recours aux inſtrumens utiles dans ces cas, aux crochets, aux becs de corbin, & aux autres inſtrumens qu'on trouve détaillés dans Ambroiſe Paré, d'après Albucaſis. Mais comme ces cas étoient aſſez rares, les Sages-femmes reſtoient en poſſeſſion de faire les accouchemens.

Il eſt certain du moins, que Marie-Thèreſe d'Autriche, femme de Louis XIV. n'a jamais employé que des femmes dans ſes couches, & l'on juge bien que l'exemple de la Reine décidoit

de la conduite des Princeſſes &
des Dames de la Cour, & de
proche en proche de toutes les
femmes de la Ville. On m'a
aſſuré que l'époque de l'emploi
des Chirurgiens ne remonte pas
plus haut que les premieres couches de Madame de la Valliere en
1663. Comme elle ſouhaitoit le
plus grand ſecret, elle fit appeller Julien Clément, Chirurgien,
qui avoit de la réputation. On le
conduiſit avec le plus grand myſtere dans une maiſon, où Madame de la Valliere avoit le viſage couvert d'une coëffe, & où
on prétend que le Roi étoit enveloppé dans les rideaux du lit
qui le couvroient. L'accouchement fut heureux, & il nâquit à
Paris le 27 Décembre 1663, un
garçon, qui fut nommé Louis de
Bourbon, & qui mourut le 15
Juillet 1668, ſans avoir été légi-
timé.

Clément fut employé dans les autres couches de la même Dame, qui ne furent pas aussi secretes, mais qui eurent le même succès, ce qui donna de la réputation à l'Accoucheur, & mit les Princesses dans le goût de se servir de Chirurgiens dans leurs accouchemens. Comme cela se mit bientôt à la mode, on inventa le nom d'*Accoucheurs*, pour signifier cette classe de Chirurgiens. On ne tarda pas dans les pays étrangers à adopter le même usage, & en l'adoptant on adopta aussi le nom d'*Accoucheurs*, quoiqu'il ne fût pas dans le genie de leurs langues. Il est vrai qu'on a mieux aimé en Angleterre, les appeller *Mans Midwifes*, c'est-à-dire, *hommes Sages-femmes.*

Je prévois qu'on pourroit bien pour renverser ce que je viens

de dire , m'opposer l'autorité
d'Hyginus, de qui l'on a un Traité *Des Fables*. C'est dans cet
Ouvrage , que cet Auteur dit ,
Fab. 274. « que les Anciens n'a-
» voient point de Sages-femmes,
» ce qui faisoit que les femmes
» aimoient mieux par pudeur
» courir le danger de mourir ,
» que d'avoir la honte de se ser-
» vir d'hommes , car les Athé-
» niens , *ajoute - t - il ,* avoient
» défendu aux femmes & aux
» esclaves d'apprendre la Méde-
» cine, c'est-à-dire, l'*Art d'accou-*
» *cher.* Une jeune fille , qu'il ap-
» pelle Agnodice , désirant d'ap-
» prendre cet Art , coupa ses
» cheveux , prit un habit d'hom-
» me , & se mit au nombre des
» Ecoliers d'un certain Hiero-
» phile , *qu'il ne faut pas con-*
fondre avec le celebre Hérophi-
le , qui vivoit peu de temps après

*Hippocrate, comme plusieurs ont
fait.* « Elle s'attacha ensuite à
» servir les femmes dans leur tra-
» vail, qui d'abord refuserent ses
» soins, croyant que c'étoit un
» homme, mais qui les accepte-
» rent avec plaisir, quand elle
» leur eut fait voir qu'elle étoit
» une fille.

» Les Médecins, *continue*
» *l'Auteur*, c'est-à-dire, *les Ac-
» coucheurs*, voyant qu'ils n'é-
» toient plus employés, accu-
» serent Agnodice d'être un Eu-
» nuque, comme il paroissoit
» en ce qu'il n'avoit point de bar-
» be, *glabrum esse*, & de cor-
» rompre les femmes; sur quoi
» l'Areopage assemblé la con-
» damna, quoique Agnodice
» leur fît voir qu'elle étoit une
» femme; mais les femmes les
» plus distinguées étant accou-
» rues pour sa défense, les Juges

∞ révoquerent leur Sentence ;
∞ abrogerent la Loi, & permi-
∞ rent aux femmes, d'apprendre
∞ l'Art de la Médecine, c'eſt-à-
∞ dire, *l'Art d'accoucher*.

Mais je prie ceux qui ſonge-
roient à ſe prévaloir de l'autorité de cet Hyginus, de commencer par lire ſon ouvrage. On
ne ſçauroit certainement l'attribuer à C. J. Hyginus, affranchi
de l'Empereur Auguſte, ami d'O-
vide, ſçavant Grammairien, qui
a vécu dans le temps de la plus
pure Latinité, dont (*p*) Suetone
a fait l'éloge, au lieu que le Traité des Fables, dont il eſt queſtion, eſt plein de ſolécifmes &
de barbarifmes, & ne peut être
l'Ouvrage que d'un Auteur, qui
a vécu dans le temps que la langue latine étoit corrompue, c'eſt-
à-dire, vers le VII. ou VIII. ſie-

(*p*) De illuſtribus Grammaticis.

cle, comme l'ont jugé (*q*) Rei-
nesius, (*r*) Voffius, & (*s*) Munc-
kerus, à qui nous devons une
édition de cet Ouvrage. Les
contradictions qu'il y a dans ce
Livre, donnent lieu de foupçon-
ner qu'il ne vient pas d'une feule
main, & que plufieurs y ont travaillé. Quelle croyance doit-on
donner à une compilation, ou
pour mieux dire, à une rapfodie
pareille, fur des faits anciens,
avancés fans preuves, tandis qu'ils
font détruits par les témoignages
formels des Auteurs que nous
avons cités, qui atteftent que
chez les Grecs, le foin des Femmes qui accouchoient, n'étoit
confié qu'à des femmes.

(*q*) Variarum Lection. Libro III.
(*r*) *De Scientiis Mathematicis*, *pag.* 170.
& *de Vitiis fermonis*, *Lib.* III. *Cap.* 12.
(*s*) In Differtat. operi præfixâ.

ARTICLE II.

*Par quels degrés l'Art d'accou--
cher s'est-il successivement
perfectionné ?*

PERFECTIONNER un Art, c'est trouver des moyens de l'exercer plus facilement & de parvenir à faire des ouvrages, ou plus beaux, ou meilleurs. Il en est de même de l'Art d'accoucher. On ne l'a perfectionné, qu'en inventant de nouvelles pratiques, propres à rendre les accouchemens plus faciles & plus sûrs. Ce font ces nouvelles Pratiques que nous allons exposer par ordre.

I. LA pratique de lier le cordon ombilical, & de le couper au-dessus de la ligature, est essentielle dans l'Art d'accoucher, & je crois qu'elle remonte jusqu'à Eve. On la regarde comme abſolument *néceſſaire* pour la conſervation de l'enfant, ce qui pourroit bien n'être pas exempt d'un peu de préjugé, comme on le verra dans une Diſſertation à la fin de cet Ouvrage. Mais il eſt certain que c'eſt une pratique généralement reçue chez toutes les nations, d'où vient que les Sages-femmes portoient chez les Grecs, le nom d'Ομφαλοτόμοι, *umbiliſecæ*, c'eſt-à-dire, *coupeuſes de nombril* ou cordon ombilical. Cependant le Prophete (*t*) Ezechiel eſt le plus ancien Auteur, qui en ait fait mention. Il eſt vrai qu'Ezechiel a vécu vers l'an du monde 3360. environ 600. ans avant Jeſus-Chriſt, & qu'il eſt par conſéquent beaucoup plus ancien qu'Hippocrate. Ce Prophete n'en parle que par occaſion, lorſque voulant faire

(*t*) Cap. 16. verſ. 4. 5. 6.

sentir l'ingratitude de Jerusalem
envers Dieu, il compare l'état
misérable où elle étoit, quand
Dieu la prit sous sa protection,
à celui d'un enfant nouveau né,
qu'on va exposer, & à qui on ne
daigne pas couper le cordon ombilical, *cui in die ortûs sui non
est præcisus umbilicus.*

L'Art d'accoucher n'étoit guere avancé au temps d'Hippocrate, & Hippocrate lui-même
n'étoit pas plus avancé que son
siécle. Dans les Œuvres que
nous en avons, il y en a trois,
où il parle des accouchemens,
sçavoir le Traité *De naturâ pueri*, les Livres *De morbis mulierum*, & le petit Traité *De
Exsectione fœtûs mortui.* Dans
ces ouvrages, supposé qu'ils
soient de lui, ce qui n'est pas sans
difficulté pour le Traité des Maladies des Femmes, Hippocrate

ne reconnoît d'accouchement naturel, que celui qui se fait par par la tête; il condamne l'accouchement fait par les pieds, comme funeste pour la mere & pour l'enfant ; (*u*) *Quod si in latus aut pedes prodeat,* (puer) *id enim sæpius contingit, ... difficilem partum mulier sentiet. Jam verò ex his plurimæ, vel ipsi fœtus, vel unà etiam cum suis matres periere.* Il dit (*x*) ailleurs : *Grave est, si in pedes procefferit, & sæpe aut matres pereunt, aut pueri, & ambo.* Il veut qu'on retourne les enfans, qui se présentent par les pieds, & qu'on leur donne la situation contraire. (*y*) *At verò si brachium, aut crus, aut utrumque vivi fœtus foràs emittunt, eos oportet, simul ac*

(*u*) De Naturâ Pueri.
(*x*) Libr. I. de Morbis Mulierum, *Art.* 4.
(*y*) Ibidem.

de exitu ſignificationem fecerint, priùs commemorato modo intro-retrudere , in caput obvertere , & in viam adducere. Il ordonne pour cela de rouler la femme dans le lit, de la ſecouer & de la faire ſauter, (z) *Concuſſionibus utendum , quas hoc modo parare poteris , &c.* Il propoſe les mêmes expédiens pour procurer la ſortie de l'enfant, (a) *concutere autem hoc modo oportet,* &c. & s'ils ne réuſſiſſent pas, il conſeille (b) de le tirer avec les crochets, & en tout cas de le dépecer, d'où il eſt aiſé de conclure que s'il eſt vrai qu'Hippocrate ſoit le Pere de la Médecine, il ne l'eſt pas du moins de l'Art d'accoucher.

II. Nous n'avons aucune connoiſſance de ce qu'ont penſé ſur

(z) Ibidem.
(a) De Exſectione fœtûs in utero mortui.
(b) Ibid.

l'Art

l'Art d'accoucher les Médecins , qui ont vécu depuis Hippocrate jufqu'à Celfe , qui vivoit fous l'Empereur Tibère , parce que s'ils ont écrit fur cette matiere , leurs écrits ne font pas parvenus jufqu'à nous. Mais on trouve dans Celfe (*m*), quoique fuivant les apparences, il n'ait point fait la Médecine , deux réflexions très-utiles pour le progrès de l'Art d'accoucher.

La premiere eft fur la maniere d'ouvrir & de dilater l'orifice de la matrice. « Il faut, *dit-il* , in-
» troduire le doigt indice , bien
» graiffé , dans l'orifice, quand il
» s'entr'ouvrira ; y en mettre un
» fecond enfuite dans les mêmes
» circonftances ; & ainfi jufqu'à
» ce que tous les doigts y foient
» introduits , dont on fe fervira
» alors , en les écartant , comme

(*c*) De re Medicâ, *Libr.* VII. *Cap.* 29.

» d'un *Speculum uteri*, pour di-
» later cet orifice , & faciliter
» l'introduction de la main, qui
» doit agir dans la matrice. *Me-*
dicus unctæ manûs indicem di-
gitum primùm debet inſerere,
atque ibi continere, donec ite-
rùm id os aperiatur : Rurſuſque
alterum digitum dimittere debe-
bit, & per eaſdem occaſiones
alios, donec tota eſſe intùs ma-
nus poſſit. C'eſt peu de choſe
que cette invention; mais perſonne n'en avoit parlé avant lui,
& depuis tout le monde s'en ſert.

La ſeconde réflexion eſt beaucoup plus importante , en ce
qu'elle apprend contre l'opinion
commune, « qu'on peut accou-
» cher facilement & heureuſe-
» ment les enfans par les pieds,
» ſans crochets, en les tirant par
» les pieds ». *In pedes quoque*
converſus infans non difficulter

*extrahitur, quibus apprehensis
per ipsas manus commodè edu-
citur.* Pour cet effet, Celse veut
» qu'on ait soin de tourner sur la
» tête ou sur les pieds l'enfant, s'il
» est autrement placé dans la ma-
» trice. *Medici propositum est, ut
eum manu dirigat, vel in caput
vel etiam in pedes, si fortè aliter
compositus est.* Il est vrai que
Celse ne parle que d'un enfant
mort dans la matrice, mais il
étoit aisé d'en conclure qu'on
pouvoit avec succès employer la
même pratique pour accoucher
d'un enfant vivant.

C'est pourtant ce que l'on n'a
point fait, & malgré l'autorité
de Celse, l'ancien préjugé a long-
temps prévalu. Pline, qui a vécu
sous les Empereurs Vespasien &
Tite, n'étoit pas Médecin à la
vérité, mais en condamnant l'accouchement par les pieds, il at-

teste l'opinion des Médecins de son siécle. Or il affirme*, comme un fait reconnu, que « l'accou- » chement par les pieds étoit un » accouchement contre nature. » Il ajoûte qu'on appelloit *Agrip- » pas*, les enfans qui naissoient de » cette maniere, comme pour » dire en latin, qu'ils naissoient » avec beaucoup de peine ». *In pedes procedere nascentem, contra naturam est, quo argu- mento eos appellavere Agrippas, ut ægrè partos.*

Je ne finirois pas, si je voulois rapporter les Médecins qui ont pensé de même. Il suffit d'en ci- ter les principaux, comme (*d*) Galien, (*e*) Galeatius de Sain- te-Sophie, (*f*) Bernard de Gor-

* Histor. Natur. **Libr.** VII. **Cap.** 8.
(*d*) Libro XV, *De usu partium Cap.* 7.
(*e*) Commentar. *in Nonum Rhasis*, fol. 82. verso.
(*f*) Philon. **Particul.** VII. **Cap.** 16.

don, (*g*) Eucharius Rhodion, (*h*) Mercurial, (*i*) Mercatus, (*k*) Jacques Rueff, (*l*) Liebaut, (*m*) Lazard Pé, (*n*) Varandé, (*o*) Perdulcis, & plusieurs autres.

Cependant quelque commune que fût cette opinion, elle n'a jamais été universelle, & il s'est élevé plusieurs Médecins de réputation, qui sans se laisser éblouir par le préjugé vulgaire, ni séduire par l'autorité d'Hippocrate & de Galien, ont loué & approuvé l'accouchement par les pieds. Tels sont (*p*) Aëtius, (*q*)

(*g*) De partu hominis, *Cap.* 3.
(*h*) De Morbis Muliebribus, *Lib.* II. *Cap.* 2.
(*i*) De Mulier. affectib. *Libr.* IV. *Cap.* 3.
(*k*) De Muliebribus, *Libr.* III. *Cap.* 2.
(*l*) Des Maladies des Femmes, *Liv.* III. *Chap.* 46.
(*m*) Les Maladies des Femmes, *Liv.* III. *Chap.* 48.
(*n*) De affect. Mulierum, *Libr.* II. *Cap.* 8.
(*o*) Univers. Medicin. *Libr.* XIII. *Cap.* 14.
(*p*) Tetrabibl. IV. *Serm.* IV. *Cap.* 22.
(*q*) De Re Medicâ, *Libr.* III. *Cap.* 76.

Paul d'Egine, (*r*) Moschion, (*s*) Avicenne, (*t*) Serapion, (*u*) Albucasis, (*x*) Valescus de Taranta, (*y*) des Roches, (*z*) Alexandre Benoît, (*a*) Ambroise Paré, (*b*) Marinello, qui tous louent & approuvent l'accouchement par les pieds, quand l'enfant se présente dans cette posture, & dont quelques-uns conseillent d'y ramener l'enfant dans les accouchemens, où il se présente mal.

Cette question a donc été long-temps indécise, & on n'en doit

(*r*) In Collect. Spachii, *pag*. 10. *n*°. 5.
(*s*) Canon. *Fen*. 11. *Tractat*. 2. *Cap*. 20.
(*t*) Breviarii *Tract*. V. *Cap*. 35.
(*u*) Chirurg. *Parte secundâ*, *Cap*. 75.
(*x*) Philonii *Libr*. V. *Cap*. 20. *in Declaratione*.
(*y*) De morbis muliebribus curandis. *Cap*. 27.
(*z*) Operum *Libr*. XXV. *Cap*. 36.
(*a*) Œuvres *Liv*. XXIV. *De la génération*. *Chap*. 15. & 33.
(*b*) Le Medicine partenenti alle infermita delle Donne. *Libro terzo*, *Cap*. 11. & 76.

pas être furpris, parce qu'il eft difficile de détruire un vieux préjugé fort répandu; encore même en 1651, Riviere, Médecin de réputation (*c*), condamnoit l'accouchement par les pieds; & Mauriceau (*d*) marque dans la premiere édition des *Maladies des Femmes Groffes*, en 1664, que *plufieurs Auteurs vouloient encore, que lorfque l'enfant préfente les pieds, on le retourne pour le faire venir, la tête la premiere;* mais après avoir dit qu'il étoit difficile, pour ne pas dire impoffible d'exécuter ce confeil, Mauriceau conclut *qu'il vaut mieux tirer l'enfant par les pieds, quand il s'y préfente, que de mettre au hazard de pire chofe en le retournant.*

(*c*) Praxeos Medicæ. *Libr.* XV. *Cap.* 18.
(*d*) Maladies des Femmes Groffes, *Livre* II. *Chap.* 14.

Enfin la raison a prévalu. Tout le monde pense aujourd'hui de même. On convient non-seulement qu'on ne doit pas retourner l'enfant sur la tête, quand il se présente par les pieds, mais que c'est au contraire sur les pieds qu'il faut le retourner, dans presque toutes les mauvaises situations où il peut se trouver dans la matrice. On regarde cette pratique comme une régle *fondamentale* de l'Art d'accoucher qui l'a beaucoup perfectionné, en procurant un moyen facile d'exécuter des accouchemens, qui étoient autrefois très-difficiles & très-laborieux, & souvent funestes à l'enfant. On peut voir ce qu'on a dit là-dessus (*e*) dans le parallele de l'accouchement par la tête, & de l'accouchement par les pieds. Si l'ancien

(*e*) **Livre II.** *Chap.* 3.

préjugé subsiste encore quelque part, ce n'est que dans quelque recoin de Province, où la vérité n'est pas encore parvenue.

III. Il arrive souvent des pertes de sang utérines dans les femmes grosses, mais de différente espece & de différente nature. Les unes ne viennent que du vagin, ou si elles viennent de la matrice, ce n'est que des endroits, où le placenta n'est pas attaché, & par conséquent n'intéressent point la grossesse, ou l'intéressent peu.

Cette espece de perte de sang cede facilement aux saignées, à l'attention qu'on a de faire garder le lit, aux lavemens anodyns, à une diéte rafraîchissante & modérée, aux narcotiques sagement administrés, & sur-tout aux remedes astringents employés avec prudence. On peut voir ſur cette eſpece de perte, ce qu'on en a dit dans le *Traité des Maladies des Femmes*, Liv. I. Chapitre IX. *ſecond Cas.*

Il n'en eſt pas de même d'une autre eſpece de perte, qui vient de ce que quelque coin du placenta a été détaché de la matrice par l'effet d'une chûte, d'un faux pas, d'une contuſion ou compreſſion ſur le ventre, ou d'un coup qu'on y a reçu, de quelque effort ou de trop grands cris, de ſecouſſes, de vomiſſemens, de colique, d'épreintes, de toux violente, &c. Dans ces cas, les appendices veineuſes de la matrice, qui tenoient à la partie du placenta détachée, n'y tenant plus, verſent le ſang dans la matrice, & l'y verſent ſans diſcontinuation, parce que le placenta ne peut pas ſe coller de nouveau contre la matrice, & que les ap-

pendices ne peuvent point non
plus fe refferrer, tant que la matrice refte diftendue par la préfence de l'enfant.

Quand cet accident arrive au
commencement de la groffeffe,
depuis le premier mois jufqu'au
cinquiéme, l'avortement le fuit
de près, parce que le placenta
étant encore alors foiblement attaché, il fe détache facilement,
& fort avec l'enfant, & par conféquent la matrice, n'étant plus
pleine, fe refferre, les appendices fe rappetiffent & fe ferment,
& la perte de fang ceffe.

Le mal eft beaucoup plus fâcheux, quand la groffeffe eft plus
avancée, au fixieme ou feptieme
mois, & fur-tout au huitieme &
au neuvieme. Comme alors le
placenta tient fortement contre
la matrice, il eft rare qu'il fe détache en entier, il eft encore plus

impossible qu'il se rattache ; ainsi nulle espérance d'avortement, qui puisse terminer le mal. La perte continue d'autant plus forte, que la matrice distendue par le volume de l'enfant, tient toujours dilatées les appendices, & les empêche de se resserrer ; mais quoique continue , elle souffre des variations. Car tantôt elle est plus forte , lorsque les vivacités & les inquiétudes de la malade, les mauvaises nuits, la nourriture trop forte, la fiévre accidentelle l'augmentent ; & tantôt moindre , lorsqu'un sommeil tranquille, une nourriture simple & modérée, un repos parfait de corps & d'esprit, une saignée , quelques remedes astringents donnés à propos la moderent. Cependant malgré ces variations, comme elle est continue, elle jette à la longue la mere & l'enfant dans

un abattement qui doit allarmer.
En vain répéte-t-on les faignées,
en vain employe-t-on les remedes les plus recommandés dans
ce cas, rien ne réuffit, & le mal
va toujours en empirant.

Il femble, que fi l'on s'étoit
fait une jufte idée de la caufe du
mal, on auroit dû comprendre,
que pour le guérir, il falloit tirer l'enfant qui l'entretient. Mais
perfonne n'y penfoit; du moins
je ne me fouviens pas d'avoir rien
lû là-deffus dans les anciens Auteurs. C'eft à un heureux hazard
qu'on doit le remede de cette
perte fi opiniâtre; & ce n'eft pas
la premiere fois que le hazard a
donné des connoiffances utiles
dans la Médecine. Ce remede
confifte, comme on auroit dû le
deviner, à accoucher promptement la femme, quoiqu'elle ne
foit pas à fon terme. Par-là, la

matrice déchargée de l'enfant, ſe reſſerre , les appendices vei-neuſes ſe raccourciſſent & ſe ré-tréciſſent , le ſang coule moins abondamment , & après quel-ques jours , il ceſſe de couler, & la malade eſt guérie.

C'eſt à une Sage-femme, ap-pellée *Louiſe Bourgeois* , dite *Bourſier* , Sage-femme de Marie de Medicis , femme de Henri IV. que ce hazard s'eſt offert, & qui en a ſçu profiter. Elle a compoſé un petit *Traité ſur la Sterilité, Perte de fruit , Fécondité, Ac-couchemens & Maladies des Femmes , imprimé* à Paris *in-*12. *en* 1609. où elle raconte la choſe ſi naïvement, qu'elle mérite d'ê-tre écoutée.

(*f*) « Quand une femme, *dit-*
» *elle* , a une perte de ſang dé-
» méſurée ſur ſa groſſeſſe, dont

(*f*) Chapitre V.

» elle tombe en foibleffe, ...
» il faut venir à l'extraction de
» l'enfant avec la main . . . .
» Je l'ai fait pratiquer par con-
» fentement & en la préfence de
» feu Monfieur le Febvre, Mé-
» decin , & de M. le Moine, &
» M. de l'Ifle, auffi Médecins,
» fort doctes, d'autant que j'avois
» vû que ces pertes-là font caufe
» tout-à-coup de la mort de la
» mere & de l'enfant. Cela fut
» fait en la femme d'un Confeil-
» ler de la Cour de Parlement ,
» laquelle étoit groffe de fix mois.
» Son enfant vécut deux jours ;
» elle a porté d'autres enfans de-
» puis, les Médecins reconnu-
» rent que fi l'on eût différé une
» heure davantage , la mere &
» l'enfant étoient morts. M. le
» Febvre récita cette pratique-là
» aux Ecoles de Médecine, &
» dit qu'en tel cas, il confeil-

» loit aux assistans d'y procéder
» de même, vû qu'il avoit vû
» mourir d'honnêtes femmes,
» faute de l'avoir faite. »

» De pertes semblables à celles
» dont je viens de parler, *dit un*
» *peu plus bas la même Bour-*
» *sier*, en mourut feue Made-
» moiselle d'Aubray, femme de
» Monsieur d'Aubray, qui a été
» Prevôt des Marchands ; aussi
» en est morte Madame la Du-
» chesse de Montbazon, & tant
» d'autres. Moi connoissant que
» le flux de sang n'est entretenu
» que par la grossesse, l'ayant vû
» cesser sitôt que la femme est
» accouchée, j'ai mis cette pra-
» tique en avant, laquelle j'ai
» cognue trop tard à mon gré
» pour la conservation de celles
» que j'ai nommées. »

L'accouchement qu'il faut
faire dans cette occasion, a été

décrit dans le corps de cet ouvrage (*g*). La Sage-femme, après avoir bien graiſſé à pluſieurs repriſes le vagin & l'orifice de la matrice, doit introduire la main droite, bien graiſſée de même, & travailler à dilater l'orifice de la matrice, en introduiſant les cinq doigts l'un après l'autre, & s'en ſervant comme d'un *Speculum uteri.* Il faut continuer cette dilatation peu-à-peu juſqu'à ce que la main puiſſe entrer dans la matrice. Alors on déchire les enveloppes, on retourne l'enfant par les pieds, & on l'accouche de cette façon. Si le placenta eſt détaché, & qu'il ſorte à la ſuite de l'enfant, l'accouchement eſt fait, & il n'y a plus qu'à placer l'accouchée dans le lit. Que ſi le placenta tenoit encore à la matrice, après avoir fait au cordon

(*g*) Livre IV. *Chap.* 4. art. 2.

une double ligature, on le coupera dans l'entre-deux; on donnera l'enfant à une personne senfée pour en avoir foin, & on travaillera à retirer le placenta, à quoi l'on parviendra affez facilement, parce que le côté qui eft déjà détaché, donne une prife, dont on peut fe fervir utilement. Après avoir placé l'accouchée dans le lit, on examinera l'état de l'enfant; & fi on juge qu'il foit en danger, on l'ondoyera fur le champ; on auroit même bien fait de le baptifer dans le fein de la mere, avant que de l'accoucher, car il rifque de périr dans l'accouchement.

Il ne faut pas diffimuler qu'un accouchement forcé, tel qu'on vient de le décrire, ne foit douloureux, & fouvent même funefte; mais quand on le pratique les derniers mois de la groffeffe, comme c'eſt aſſez l'ordinaire, la douleur & le danger ne ſont pas ſi grands que dans un terme moins avancé. *D'un* côté, la matrice a acquis alors toute ſon extenſion, & dans cet état l'orifice de la matrice ſe dilate d'autant plus facilement : & de l'*autre*, la perte de ſang, qui a précédé, en vuidant les vaiſſeaux de la matrice, en a rendu les membranes plus minces, plus lâches, & plus extenſibles ; ce qui fait que l'orifice ſe prête plus facilement. Cette perte qui a précédé, procure un autre avantage, c'eſt qu'elle garantit la matrice d'inflammation à quoi elle auroit été autrement expoſée ; ce qui ne diſpenſe pas de ſaigner l'accouchée du bras, ſi la fiévre, qui ſurvient, le demande.

Après tout, quelque douloureux que ſoit cet accouchement,

quelque danger qui puisse l'accompagner, on est forcé de le
pratiquer dans une conjoncture,
où si on ne l'employe pas, la
mort de la mere & de l'enfant
est inévitable. Aussi est-ce le parti
que tout le monde prend aujourd'hui dans ce cas. Quoique cette
pratique ne regarde que la grossesse, comme cela appartient de
fort près aux Accoucheurs, on
peut la compter pour un *troisiéme* degré de perfection dans l'art
d'accoucher.

IV. L'USAGE des crochets,
Uncini, pour retirer les enfans
morts dans le sein de la mere,
devoit être établi avant Hippocrate, puisqu'il en parle (*h*) comme d'une coutume reçue. Mais
c'est dans Celse (*i*), qu'on voit

(*h*) Libro I. *De Morbis Mulierum*, Parte
96. Edit. Lindenianæ.
(*i*) De re Medicâ. *Libr.* VII. *Cap.* 29.

un détail circonstancié de l'usage qu'on en faisoit pour l'extraction des enfans morts , & du danger qu'il y avoit que le crochet venant à s'échapper , ce qui arrivoit souvent , ne déchirât l'orifice de la matrice , & ne mît l'accouchée dans le plus grand danger. *Tùm , si caput proximum est*, dit-il , *demitti debet uncus undique lævis , acuminis brevis, qui vel oculo, vel auri, vel ori , interdùm etiam fronti rectè injicitur, deinde attractus infantem educit. Attamen .... ore vulvæ non emittente eum , infans abrumpitur, & unci acumen in ipsum os vulvæ delabitur, sequiturque nervorum distensio , & ingens periculum mortis.*

Les Médecins, qui ont écrit depuis Celse , ont conseillé la même pratique dans ce cas , quoiqu'ils convinssent tous du danger, dont Celse les avoit avertis ; & plusieurs même ont proposé d'employer deux crochets, un de chaque côté, pour tirer l'enfant plus directement, ce qui, comme on voit, devoit augmenter beaucoup le danger. On ne s'est pas même contenté de simples crochets, Rueff a imaginé un Bec-de-canard, & des Pincettes, & Ambroise Paré un instrument qu'il appelle Pied de Griphon, mais je crois qu'ils ne les ont imaginés que pour orner leurs ouvrages des figures gravées des ces instrumens, car il me paroît impossible qu'on en ait jamais fait usage.

L'Art d'accoucher en étoit encore-là à la fin du dernier siécle, pour l'extraction d'un enfant mort, d'une mole, ou d'une tête restée dans la matrice.

Mais vers ce temps-là, on a commencé de propoſer des eſpeces de Tenetes, d'une forme nouvelle, & auſquelles on a cru devoir conſerver le nom latin de *Forceps*, pour les diſtinguer des Tenetes ordinaires, avec leſquelles elles n'avoient rien de commun. On s'eſt appliqué par-tout avec empreſſement à perfectionner cet inſtrument, & les Anglois, les Hollandois, les François en ont propoſé, comme à l'envi, de pluſieurs ſortes, qui avoient tous leur utilité, mais qui avoient auſſi leurs défauts.

J'ai examiné la conſtruction de preſque tous, & il me paroît que celui que M. Levret propoſe dans ſes *Obſervations ſur les cauſes & les accidents de pluſieurs accouchemens laborieux*, eſt le meilleur & le plus ſûr. Je n'en tranſcris pas la compoſition, ni la maniere de s'en ſervir, parce que je ſouhaite qu'on liſe le Livre de M. Levret, qu'on ne lira pas ſans plaiſir & ſans profit. Avec un forceps & de la dextérité, on vient à bout des accouchemens difficiles, où il s'agit de tirer un enfant mort, une tête reſtée dans la matrice, une mole, & ce qui eſt plus difficile encore, un enfant, dont la tête eſt enclavée entre l'os ſacrum, & la ſymphyſe du Pubis.

C'eſt le *dernier* degré de perfection de l'Art d'accoucher, d'autant plus important, qu'il a banni l'uſage des crochets, toujours ſi effrayant, & ſouvent ſi funeſte.

A R T I C L E.

ARTICLE III.

Quels font les premiers Traités particuliers, qu'on a compo-fés fur l'Art d'accoucher.

ON a pu voir par les paffages des anciens Auteurs, que j'ai rap-portés ou cités dans les deux premiers articles, que tous les Médecins anciens, qui ont pu-blié des Cours de Médecine, ont parlé de l'Art d'accoucher com-me appartenant à la matiere qu'ils traitoient. On a même pu obfer-ver dans le paffage de Celfe cité ci-deffus *pages* l. lj. que cet Auteur donne le nom de Médecin à l'Ac-coucheur, qu'il charge du foin de retirer l'enfant mort dans le fein de la mere. Cela fait voir, ce qui eft d'ailleurs prouvé par plufieurs autres raifons, qu'alors

d

la Médecine & la Chirurgie
étoient exercées par les mêmes
perfonnes, qui embraffoient toute l'étendue de l'art de guérir, &
on ne doit point en être furpris;
les connoiffances qu'on avoit fur
chacune de ces parties, étoient
affez bornées, pour que les mêmes perfonnes puffent fuffire à
les apprendre & à les pratiquer.

Mais à force d'approfondir les
matieres, les connoiffances fe
font fi fort multipliées, on a ob-
fervé tant de nouvelles maladies,
on a dans les mêmes maladies
diftingué tant de différentes efpeces, tant de différentes caufes, tant de différentes indica-
tions, qui demandoient des fecours différens, que les mêmes
perfonnes ne pouvant plus y fuffire, on a été forcé de partager
l'étendue de cette profeffion, &
de diftinguer pour la pratique la

partie chirurgicale du reste de la Médecine. Cette division a été plus d'une fois tentée, & plus d'une fois suspendue, mais enfin il y a trois cens ans qu'elle paroît être pleinement consommée.

On a vû dans le premier article, que l'Art d'accoucher, quoiqu'il paroisse faire partie de la Chirurgie, a été toujours exercé par des femmes. Depuis même que la mode est venue d'avoir des Accoucheurs, ces Accoucheurs, quoique pris du corps des Chirurgiens, se font attachés à la partie qui regarde les accouchemens, d'une maniere si particuliere, qu'ils semblent avoir renoncé au reste de la Chirurgie. Ainsi l'Art d'accoucher a été érigé depuis long-temps en un art particulier, ce qui est peut-être plus vrai actuellement qu'il

ne l'a été jamais, & je crois que
c'eſt un avantage pour le Public.

A meſure que la pratique des
accouchemens s'eſt ſéparée du
reſte de l'art de guérir, & qu'elle
a fait un art particulier, il a été
convenable de détacher du corps
de la Chirurgie tout ce qui con-
cernoit cet art, & d'en faire des
Traités particuliers. C'eſt de ces
Traités, que je regarde comme
les premiers élémens de cet art,
que je me propoſe de parler dans
cet article; mais je ne parlerai
que des premiers de ces Traités,
& je n'en parlerai même que ſom-
mairement.

Le plus ancien des Traités
de cette eſpece, eſt celui de
Moſchion dont on a déjà parlé. C'eſt un Auteur Grec, dont
il eſt aſſez difficile de fixer
l'âge, mais je ne crois pas pouvoir le placer plus haut que le hui-

tieme fiecle. Gefner l'a publié le premier fur un Manufcrit plein de fautes & de lacunes, qu'il a tâché de corriger & de remplir, mais af-fez mal. Il recouvra quelque tems après une traduction ancien-ne de cet Ouvrage faite en latin par un Juif, qui lui fervit à corri-ger quelques endroits de fon Ma-nufcrit Grec, mais cette traduc-tion étoit elle-même très-fautive, & très-défectueufe & peu propre à rendre parfait l'original Grec. On a dans les grandes Bibliothe-ques plufieurs Manufcrits de cet Ouvrage, & l'on feroit bien de s'en fervir pour en donner une édition plus complette & plus correcte, ce qui ferviroit du moins à nous inftruire de ce qu'on fçavoit alors fur l'Art d'accou-cher.

Le *fecond* Ouvrage particulier fur l'Art d'accoucher, eft celui

de Trotula , écrit en Latin. Je
ne sçai pas pourquoi Gesner a cru
devoir l'attribuer à un certain
Eros , affranchi de Julie fille
de l'Empereur Auguste. Mais
tout prouve qu'il est d'une Sage-
femme de Salerne en Italie , qui
se donne elle-même le nom de
Trotula , & qui a vécu, à ce que
je crois , au treizieme siecle. On
parle dans ce Livre de l'Art
d'accoucher avec quelque détail,
mais on y parle aussi de plusieurs
infirmités des femmes. On y rapporte même plusieurs fards, dont
les femmes de Salerne se ser-
voient , à ce que l'Auteur dit.

Cet Ouvrage, de même que
le précédent, a été inséré dans les
collections *De Gynecæis* de
Gaspar Wolphius , & d'Israel
Spachius. Il seroit à souhaiter
qu'on en fît une nouvelle édition, non pour y apprendre rien

de nouveau , car depuis leur temps l'Art d'accoucher s'eſt beaucoup perfeſtionné ; mais pour conſerver une chaîne chronologique des connoiſſances qu'on a ·eues ſucceſſivement ſur la pratique des accouchemens.

Je donne le *troiſieme* rang au Traité, que Eucharius Rhodion, Médecin de Francfort ſur le Mein , publia en Allemand. Je n'ai vu que la Traduſtion Latine de cet Ouvrage , imprimée à Francfort en 1532 , *in*-12. ſous le titre de *Libellus de Partu* , & *quæ circa ipſum accidunt* , mais il paroît par la lettre que le Libraire de Francfort écrit à Eucharius Rhodion fils de l'Auteur, que cet Ouvrage avoit été imprimé auparavant pluſieurs fois en Allemagne , & très-favorablement accueilli.

d iv

Cet Ouvrage contient douze :
Chapitres, I. *Quo situ atque ha-*
bitu partus in utero quiescit, &
quot pelliculis idem circumvol-
vitur?

II. *Quod tempus pariendi, &*
qui partus naturales, & qui
contra naturam fiunt?

III. *De facili partu & diffi-*
cili, & quo partûs facilitas aut
difficultas hæc cognosci potest?

IV. *Quid parientibus maxi-*
mè agendum, & quomodo ægrè
parientibus subveniendum est?

V. *Remedia, quæ partum ad-*
juvant & facilem reddunt?

VI. *Quomodo secundina à pa-*
rientibus eximenda, si ea sponte
suâ non discessura sit?

VII. *Varii casus, qui circa,*
aut etiam post partum mulieri-
bus accidunt; quo pacto, & qui-
bus remediis præcaveri atque cu-
rari debent?

VIII. *De abortientibus, & causis abortuum, & quibus remediis iidem præcaveri possint ?*

IX. *De partubus emortuis, & quibus signis cognoscantur, & quomodo ?*

X. *De recèns natis, quomodo fovendi, alendi & curandi sint ?*

XI. *De lacte & nutrice, & quamdiù infanti mamma præbenda ?*

XII. *De variis morbis & casibus, in quos recèns nati incidere solent, & quomodo iidem curandi ?*

Jacques Rueff, Chirurgien de Zurich, fit imprimer à Zurich *in* 4 en 1554, un Ouvrage intitulé *De conceptu & Generatione hominis,* divisé en six Livres. Le premier contient six Chapitres, *tractatque de generatione hominis.* Le second contient six

Chapitres de même, & traite *de matrice ejuſque partibus , & conditione infantis in utero.* Le troiſieme *De partu, & parturientium , infantiumque omnifariâ curâ* , en ſix Chapitres. Il s'agit dans le quatrieme *De varietatibus non naturalis partûs , & earumdem curis* , en quinze Chapitres. L'Auteur parle dans le cinquieme en ſix Chapitres *De molâ, aliiſque falſis uteri tumoribus, ſimulque de abortibus.* Enfin dans le ſixieme, il eſt queſtion en onze Chapitres , *De Sterilitatis cauſis diverſis.* Les quatre derniers Livres appartiennent à l'Art d'accoucher, ce qui m'a engagé à faire mention de cet Ouvrage. L'Auteur auroit bien fait de ſe contenter de publier ces derniers Livres, qui étoient de ſa compétence ; mais il a voulu étaler ſon ſçavoir dans les deux premiers fur une matiere trop difficile pour lui.

Je penfe de même du Traité publié par Ambroife Paré, premier Chirurgien de trois Rois de France, intitulé *De la génération de l'homme*, qui fait le XXIV Livre de fes Œuvres, dont la premiere édition parut à Paris, *in-fol.* en 1582. On trouve dans ce Livre un détail de la conduite, qu'on doit tenir dans les différentes efpeces d'accouchemens, qui eft affez bon fuivant les lumieres de fon temps ; mais qui feroit meilleur fi ce qu'il dit fur les accouchemens n'étoit pas noyé dans un tas de queftions difficiles, inutiles, & étrangeres à la matiere qu'il traite ; mais c'étoit le goût dominant de cet Auteur, qui faifoit parade d'érudition grecque ou latine, &

de citations d'anciens Auteurs, qui ont écrit dans l'une ou l'autre de ces Langues, & qui prenoit plaisir à traiter les questions les plus épineuses de la Médecine, dans les Ouvrages qu'il faisoit, ou plutôt qu'il faisoit faire ; car quand on voit cet étalage dans les écrits d'un Chirurgien, qui n'avoit point de lettres ; il est bien difficile de ne se pas prêter aux reproches, qui lui ont été faits, même de son vivant, d'avoir fait travailler pour lui plusieurs jeunes Médecins.

Je finis par un Livre composé par Louise Bourgeois, dite *Boursier*, Sage-femme de Marie de Médicis, Reine de France, à laquelle elle l'a dédié. Ce Livre contient L. Chapitres, il a été imprimé à Paris, *in-12*, en 1609. sous le titre, *Observations diverses sur la sterilité, perte de fruit, fécondité, accouchemens, & maladies des femmes & enfans nouveaux nés.* On peut juger par-là que ce qui regarde les accouchemens, ne fait qu'une partie de cet Ouvrage, où il n'y a d'ailleurs aucun ordre ni aucune méthode, mais qui est écrit avec une franchise & une ingénuité, qui ne permettent pas de douter que l'Auteur n'y ait mis tout ce qu'elle sçavoit, & il paroît qu'elle sçavoit ce qu'on sçavoit de son temps.

Depuis ce temps-là, il a paru un grand nombre de Traités sur cette matiere, que toutes les nations de l'Europe se sont empressées, comme de concert, d'éclaircir, d'approfondir, de perfectionner. Il me seroit assez difficile de faire le détail de tous les Ouvrages écrits en Latin ou en François, mais il me seroit im-

possible de le faire de ceux qui
font en Anglois, en Hollandois,
en Flamand, en Allemand ou en
Italien, dont la plûpart ne font
pas parvenus jusqu'à moi ; mais
j'en ai assez lu, & sur - tout des
plus nouveaux & des plus esti-
més , pour pouvoir préfumer
d'en avoir recueilli ce qu'il y a
de meilleur, de forte que l'Ouvrage que je donne peut être regardé comme l'extrait de ces
Traités.

L'émulation qu'il y a eu depuis foixante ans à traiter ce fujet a si fort multiplié les progrès
qu'on y a faits, qu'il s'en faut peu
que l'Art d'accoucher n'ait at-
teint fa perfection , & que les
opérations qu'il faut faire dans
l'exercice de cet Art, ne foient
portées prefque à la certitude
géométrique : Et il ne faut pas
en être furpris, car après tout

l'Art d'accoucher fe réduit au Problême de mécanique fuivant : *Une cavité extenfible d'une certaine capacité étant donnée, en tirer un corps flexible, d'une longueur & d'une groffeur donnée par une ouverture dilatable jufqu'à un certain point*, qu'on pourroit réfoudre géométriquement , fi les différens degrés d'inertie ou de reffort dans la matrice, & de force & de foibleffe dans l'enfant, fi la qualité du fang plus ou moins inflammatoire, la difpofition des nerfs de la matrice plus ou moins irritables , &c. n'y mettoient pas l'incertitude, que les faits phyfiques mettent toujours dans toutes les queftions Phyfico-Mathématiques.

L'ART

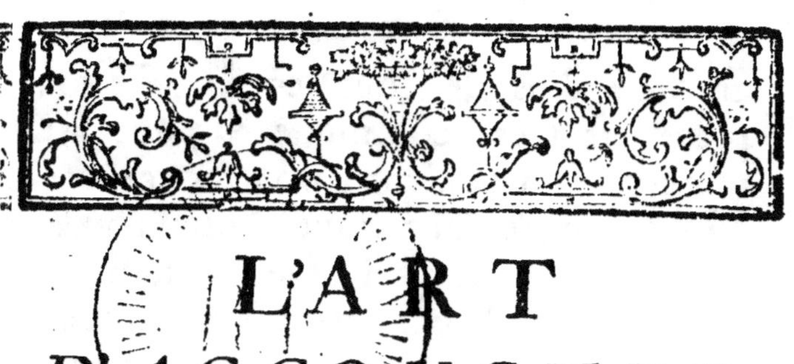

L'ART D'ACCOUCHER RÉDUIT A SES PRINCIPES.

****

LIVRE PREMIER.
Des Connoissances préliminaires de l'Art d'Accoucher.

CHAPITRE PREMIER.
Des Os qui forment le Bassin.

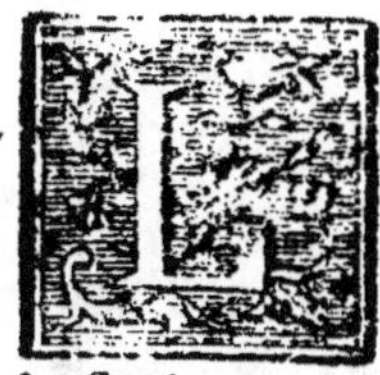

LA MATRICE, qui contient l'enfant pendant la grossesse, est contenue elle-même dans la partie inférieure du bas-ventre, dans un espace connu sous le nom de *Bassin*, &

A

entouré d'os de tous côtés. Cette
place est très - commode & pour la
mere & pour l'enfant ; pour la mere,
en ce que l'enfant étant soutenu par
en bas par les os qui forment le Bassin,
elle le porte plus aisément sans aucun
tiraillement incommode ; pour l'enfant, en ce qu'étant appuyé par en bas
sur les mêmes os, il a toute la liberté
nécessaire de s'étendre & de s'élever
par en haut, vers où il n'a autour de lui
que les parties flottantes du bas-ventre qui lui cedent facilement.

Les os qui font le contour de ce Bassin & qui servent à le former, sont
au nombre de trois ; l'os *Sacrum* à la
partie postérieure, & les deux os innominés aux deux parties latérales,
& à la partie antérieure. C'est de ces
os , dont il faut que celles qui se desti-
nent à l'Art d'accoucher, connoissent
la position , la figure , les articulations la grandeur, le contour , parce
que cela sert à juger de l'espace que
ces os laissent entr'eux par en bas,
par où l'enfant doit passer dans l'accouchement. Il faut donc en faire une
description ; mais une description som-

maire, où l'on ne doit s'attacher qu'à
ce qu'il eſt néceſſaire de connoître
pour juger de ce que la conformation
des os du Baſſin peut faire craindre
dans l'accouchement.

I. L'os *Sacrum* eſt placé à la partie
poſtérieure du baſſin, à l'extrémité des
vertebres de l'épine du dos, dont il
ſoutient toute la colomne. Cet os eſt
d'une forme à peu près triangulaire,
plus large & plus épaiſſe par en haut,
plus mince & plus étroite par en bas où
il ſe termine en pointe. Sa face antérieure eſt aſſez unie, & percée de deux
rangs perpendiculaires de quatre ou
cinq trous chacun; à ſa partie ſupérieure, cet os eſt convexe vers le baſſin, &
c'eſt dans cet endroit, où l'enfant trouve quelquefois le plus de peine à paſſer.
Il forme au contraire une concavité
dans ſa partie moyenne & dans ſa partie
inférieure, où ſa pointe ſe recourbe en
dedans pour former avec le coccyx,
qui y eſt attaché, le bas du baſſin, &
faciliter le moyen de s'aſſeoir.

Pour la face poſtérieure, elle eſt
plus inégale. On y voit différentes
éminences, qui ſont comme des veſti-

ges des apophyses des quatre ou cinq
vertebres , qui semblent réunies &
confondues ensemble pour former cet
os. On observe dans cette face deux
autres rangées de trous , au nombre de
quatre ou cinq de chaque côté , mais
ces trous sont moins grands que ceux
de la face antérieure , auxquels ils
répondent.

Outre ces deux rangées de trous ,
on remarque dans l'os Sacrum un
autre trou , ou plutôt un canal ou
conduit , qui commence au milieu de
la partie supérieure de l'os , le traverse dans toute sa longueur , & va se
terminer à sa pointe. Ce canal sert à
recevoir & à contenir l'extrémité de
la moëlle de l'épine , qui finit au
bout de l'os Sacrum ; & c'est pour cela
qu'il répond au canal qui traverse toutes les vertebres , & qui regne le long
de l'épine. Les trous antérieurs & pos-
térieurs , que nous avons fait observer
dans les deux faces de l'os *Sacrum* ,
sont destinés à donner passage aux
nerfs , qui se détachent de la moëlle
de l'épine en devant ou en derriere ,
& qui se distribuent aux parties voi-
sines.

L'os *Sacrum* eſt aɪticulé avec quatre autres os , par ſa partie ſupérieure avec la derniere vertebre des lombes, par une articulation qui permet quelque mouvement de flexion & d'extenſion : Par ſa partie inférieure ou ſa pointe , avec le coccyx , par l'interpoſition d'un cartilage , & de quelques ligamens , ce qui permet au coccyx quelque mouvement en tout ſens ; Enfin par ſes deux parties latérales ſupérieures avec les deux os innominés, un de chaque côté. Cette articulation eſt très-ſerrée , faite par l'inſertion des éminences & deſ ſinuoſités qui ſe trouvent réciproquement dans les faces oppoſées de ces os, & fortifiée par l'interpoſition d'un cartilage mince , placé entre deux ; elle ne permet aucune ſorte de mouvement aux os innominés , du moins dans l'état naturel.

II. Le *Coccyx* , ainſi appellé en Grec , parce qu'il reſſemble à un bec de Coucou , eſt attaché , comme on vient de le dire , à la pointe de l'os Sacrum. Il eſt formé par quatre petits os d'une figure à peu-près ſphérique ,

& qui vont en diminuant à mesure
qu'ils s'éloignent de l'os Sacrum. Ces
os sont sur la méme ligne, comme
des grains de chapelet, & attachés
entre eux, de méme qu'avec la pointe
de l'os Sacrum par l'interposition de
petits cartilages, & par une espece de
ligament qui les enveloppe, ce qui
leur laisse la liberté de pouvoir s'étendre en dehors, ou de se plier en dedans
dans les différentes occasions. Ces os
ne sont pas placés sur une ligne droite, mais ils se recourbent un peu en
devant, de méme que la pointe de
l'os Sacrum, & cela pour les mémes
usages.

III. Les *Os innominés* sont deux
grandes pieces d'os, qui font la plus
grande partie de la capacité du bassin.
Ces Os sont chacun formés dans les
enfans de trois os distincts, joints ensemble par de légers cartilages, qui
en s'ossifiant peu-à-peu dans les adultes, ne font qu'un seul os continu de
chaque côté. Ces os ainsi réunis, tels
qu'ils sont dans les adultes, n'ont point
de nom, d'où vient qu'on les appelle
les *Os innominés* : mais les trois os,

dont chacun des os innominés eſt formé, ont des noms particuliers, comme ſi l'on pouvoit encore les ſéparer.

Les deux premiers, appellés *les Os des Iles*, occupent la partie poſtérieure des os innominés ; ils s'articulent de chaque côté avec l'os ſacrum, comme on l'a dit. Ils ſont larges & plats, un peu concaves & évaſés du côté du baſſin, & leur côté ſupérieur tourné en demi-cercle, forme les rebords ſupérieurs des hanches.

Les deux ſeconds, qui s'appellent *Iſchion*, ſont le milieu des os innominés de chaque côté ; ils ne ſont remarquables chacun que par une cavité profonde nommée *Foſſe Cotyloïde*, qui eſt à la partie extérieure de chacun, & qui ſert à l'articulation du *Femur*, ou os de la cuiſſe ; & par une éminence ronde, qui eſt à leur partie inférieure, connue ſous le nom de *Tubéroſité de l'os Iſchion*.

Les deux derniers portent le nom d'*Os du Pubis*, parce qu'ils ſont placés à l'endroit appellé en latin *Pubes*. Ils ſont la partie antérieure du baſſin ; ils

A iv

font percés l'un & l'autre dans leur
milieu, par une grande ouverture ova-
le, qui leur eſt commune avec les os
Iſchion, mais qui n'a point d'uſage
dans l'accouchement. Ils ſe joignent
enſemble ſur le devant, où leurs parties ſupérieures ſe touchent & ſont
unies par un cartilage, mais où leurs
parties inférieures en s'écartant, laiſſent un eſpace pour le paſſage de l'u-
rethre dans les hommes, & du vagin
dans les femmes.

IV. Cᴇs os innominés ſont évaſés
par en haut & forment une capacité
aſſez ſpacieuſe, mais ils ſe rapprochent
par en bas, & y laiſſent une ouverture
plus étroite, qui eſt encore rétrécie
par le coccyx à la partie poſtérieure,
& par les deux tubéroſités des os
Iſchion dans les parties latérales. C'eſt
par cette ouverture que l'enfant doit
ſortir dans l'accouchement, & il importe par conſéquent d'y faire attention pour juger ſuivant la conformation des ſujets, de la facilité ou de la
peine qu'aura l'enfant à y paſſer.

V. Pᴏᴜʀ bien juger de la grandeur du baſſin formé par les os qu'on

vient de décrire, & de l'ouverture qu'ils laiſſent par le bas pour le paſ-ſage de l'enfant, il faut obſerver le ſquelette d'une femme, & le compa-rer avec celui d'un homme. On aura lieu d'admirer la ſageſſe de l'Auteur de la Nature, qui a eu l'attention de rendre dans les femmes le baſſin plus grand, & de donner plus de diametre à l'ouverture que ces os laiſſent en bas, afin que le paſſage de l'enfant en fût d'autant plus facile.

1°. L'os Sacrum eſt plus convexe, & ſe jette plus en dehors dans les fem-mes, & de-là vient qu'elles ont plus de feſſes.

2°. Les os des Iles ſont plus creux en dedans & plus convexes en dehors, ce qui fait qu'elles ont plus de han-ches.

3°. Les os Iſchion ſont plus en de-hors auſſi, & leurs tubéroſités infé-rieures ſont plus écartées, ce qui rend le paſſage plus libre.

4°. Les os du Pubis ſont d'un côté plus éminens en dehors, & rendent la capacité du baſſin d'autant plus gran-de ; & de l'autre ſe touchent & s'uniſ-

A v

sent par en haut par une plus petite
étendue & par un petit cartilage plus
mol & plus épais, & par en bas ils s'é-
cartent beaucoup plus que dans les
hommes, ce qui sert à rendre le passage
plus grand.

5°. Enfin les os du Coccyx sont
joints ensemble par des cartilages plus
mous & plus épais, & par ce moyen ils
font plus mobiles, & plus aisés à repousser en dehors, ce qui contribue à
aggrandir le passage.

VI. Ces dispositions des os du bassin, font certainement très - avanta-
geuses, quand ces os font dans leur
conformation naturelle ; mais il arrive
quelquefois qu'étant mal conformés,
l'enfant y est arrêté au passage en deux
endroits, qu'on peut regarder comme
deux *Détroits*, ce qui mérite d'être
observé. L'endroit où cela arrive le
plus souvent, & où il est le plus difficile de remédier, est entre la partie
supérieure interne de l'os Sacrum &
les os du Pubis. L'os Sacrum est naturellement convexe vers le bassin dans
cette partie, comme on l'a déjà remarqué, & cette convexité est quelque-

fois fort saillante. S'il arrive en même-temps que les os du Pubis, qui doivent être naturellement convexes en dehors, s'applatissent, ou ce qui est encore pire, se courbent en dedans, la distance qui restera entre le haut de l'os Sacrum & les os du Pubis, sera très-étroite, & n'aura pas quelquefois deux pouces & demi de largeur, sur-tout dans le milieu, car l'espace est un peu plus grand aux deux côtés, ce qui donne à ce détroit la forme d'un 8 de chifre. Dans cet état, l'Accouchement ne peut être que très-difficile, & quelquefois absolument impossible.

L'autre détroit est au bas du bassin, & l'étrécissement de ce passage vient de ce que les tubérosités des os Ischion, sont trop grosses, trop longues, & sur-tout trop courbées en dedans ; de ce que la courbure de la pointe de l'os Sacrum est trop grande & trop longue ; de ce que le Coccyx est trop long & trop roide.

VII. C'est dans ces conformations vicieuses du bassin, qu'il arrive quelquefois, quand l'enfant est arrêté au passage, qu'à force d'agir contre pour

A vj

se faire une iſſue, il parvient à écarter les os du pubis, & à faire bâiller les articulations des os des iles avec l'os Sacrum, ce qui augmente conſidéra-blement la grandeur du paſſage, & per-met la ſortie de l'enfant.

Cet écartement des os du pubis & des os innominés , qui avoit été de-puis long-temps obſervé par (*a*) Hip-pocrate , par (*b*) Aëtius , par (*c*) Avi-cenne, a été fortement combattu par quelques Auteurs modernes, mais il eſt à préſent ſi ſolidement établi par des (*d*) obſervations indubitables ,

(*a*) Libro *de Naturâ pueri*, in fine.
(*b*) *Tetrabiblio* IV. *Sermone* IV. *Cap.* 22.
(*c*) Libro III. *Fen.* XXI. *Tract.* 1. *Cap.* 3.

(*d*) Ambroiſe Paré , *Livre* XXVIII. *Chap.* 13.
Jean Riolan , *Anthropograph. Lib.* V. *Cap.* 13.
Caſpar Bauhin, *Theatri Anatomici, Libr.* I. *Cap.* 49.
Guillaume Fabrice de Hilden , *Obſerv. Chirurg. Centur.* VI. *Obſerv.* 9.
Guillaume Harvée, *Lib.* II. *De generat. animal. Exercit.* 57.
Iſbrandus Diemerbroeck, *Anatom. Lib.* IX. *Cap.* 26.
Adrien Spigelius , *Lib.* II. *de Human. corporis fabricâ*, *Cap.* 24.

qu'on ne sçauroit plus le révoquer en
doute.

Pour comprendre la maniere dont
se fait cet écartement, il faut remarquer que les os du pubis se joignent
l'un avec l'autre dans les femmes, par
une étendue beaucoup plus petite que
dans les hommes ; qu'ils se joignent
moins intimement, & que le cartilage
qui les unit est plus épais ; enfin que ce
cartilage est naturellement plus mol, &
plus aisé à s'allonger. Ainsi quand l'enfant se trouve arrêté au passage, & qu'il
gêne la circulation du sang & de la
lymphe dans toutes les parties du bassin, la sérosité qui en suinte doit ramollir peu à peu le cartilage, qui unit
les os du pubis, & le ramollir assez
pour le mettre en état de céder à l'impulsion du fétus & de s'allonger. Dès
que les choses en sont venues à ce
point-là, les articulations des os des
iles avec l'os sacrum résistent peu,
soit parce que les cartilages qui les
fortifient, ont été ramollis de même,
soit parce que le fétus en écartant les
os du pubis, a l'avantage du levier sur
ces articulations, à cause de la longueur des os innominés.

Ainfi à mefure que les os du pubis
s'écartent, les articulations des os innominés s'entre-ouvrent, & s'entre-
ouvrent de plus en plus, à mefure que
cet écartement augmente. Par-là le
fétus fe procure une iffue, & pour fe
la procurer, il ne faut qu'un écartement très-médiocre des os du pubis.

Quand l'enfant eft forti, & que la
liberté de la circulation du fang & de
la lymphe eft rétablie dans toutes les
parties du baffin, les cartilages des trois
articulations fe raffermiffent, fe refferrent, & rapprochent les os du pubis
entre eux, & les os innominés contre
l'os facrum. Ces os reprennent ainfi
leur fituation ordinaire, & il ne refte
plus de marque de leur écartement,
que quelqu'impreffion de douleur, qui
fe fait fentir vers l'os facrum, & qui fe
diffipe peu à peu.

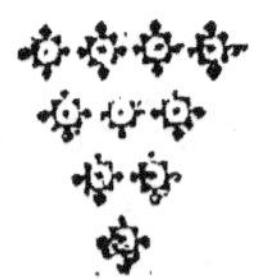

CHAPITRE II.

De la Matrice, & de ses diffé-rentes positions.

I.

LA connoissance anatomique de la structure de la Matrice, de l'espéce des vaisseaux qui l'arrosent, de la distribution & de l'usage de ces vaisseaux, n'est point nécessaire aux Sages-femmes pour le manuel des accouchemens : & la connoissance détaillée des autres parties, par où se fait la sortie de l'enfant, c'est-à-dire, du vagin & de la vulve, l'est encore moins. C'est pourquoi l'on se contentera d'exposer ici sommairement ce dont il faut qu'elles soient instruites pour remplir les devoirs de leur état.

I. On distingue dans la Matrice trois parties, son *fond*, son *col* & son *orifice*. Il est nécessaire que les Sages-femmes aient une connoissance générale de chacune de ces parties.

1°. Le fond de la Matrice en comprend toute la partie supérieure, & par conséquent fait les deux tiers au moins de son volume. C'est-là que l'enfant se tient, & ce fond est par conséquent suffisamment dilaté par l'accroissement de l'enfant, & n'a nul besoin de l'être dans l'accouchement. On auroit sujet de croire que ce fond de la Matrice doit s'émincer en se dilatant dans la grossesse, mais c'est tout le contraire ; il s'épaissit par le gonflement des vaisseaux sanguins qui s'y distribuent. On trouve que ses parois ont alors ordinairement huit à dix lignes, & même quelquefois un pouce d'épaisseur ; ce qui est très-utile pour empêcher que dans les mouvemens violents de l'enfant qui, en se roidissant dans les accouchemens difficiles, les pousse fortement en dehors, le fond de la Matrice ne se déchire pas, comme il est arrivé dans quelques occasions.

2°. La partie inférieure de la Matrice, appellée son *Col*, est trop étroite, même à la fin de la grossesse, pour laisser passer l'enfant ; mais elle se dilate par le séjour que l'enfant y fait, depuisqu'il a fait la culbute à l'approche du terme, & se dilate d'autant plus facilement, que le volume de l'enfant, en en comprimant les parois, y retarde la circulation du sang & de la lymphe; ce qui y cause un épanchement de sérosité lymphatique qui les ramollit, & les rend extensibles.

3°. L'endroit le plus étroit est l'*Orifice* de la Matrice, & c'est-là où est le grand travail de l'accouchement : cet orifice est exactement fermé pendant la grossesse, & ce n'est que dans l'accouchement qu'il s'ouvre, & qu'il s'ouvre assez pour laisser passer l'enfant. Cette dilatation doit être principalement attribuée à l'action de l'enfant, qui en se roidissant, force le passage, à quoi doit contribuer la contraction simultanée des fibres radieuses qui entourent cet orifice, & ce qui est facilité par le ramollissement des fibres même de l'orifice, que le séjour de l'enfant y a occasionné par les raisons que l'on vient de dire.

La difficulté de vaincre la résistance de l'orifice de la Matrice varie dans les différens sujets. Il y en a, en qui cet

orifice eſt fort étroit, ſur tout dans la
premiere couche, & dont les bords
ſont en même temps plus denſes, plus
compactes, & comme racornis ; ce qui
eſt ordinaire dans les filles déjà âgées,
& rend l'accouchement difficile.

Il y en a même, en qui ces bords
ſont durs, calleux, preſque ſquirrheux
dans tout le contour, ou du moins
dans une partie, à la ſuite de quelque
maladie, ou de quelque accouchement difficile qui a précédé, & dans
ce cas les accouchemens ne peuvent
être que laborieux.

Il y en a d'autres au contraire, en
qui ces bords ſont plats, minces, flaſ-
ques, qui cédent facilement à l'im-
pulſion de l'enfant, & s'ouvrent ſans
peine, ce qui rend l'accouchement ſi
prompt, que la Sage-femme peut être
ſurpriſe, ſi elle n'eſt pas attentive ; mais
ces femmes ont peine à porter leurs enfans à terme, & ſont ſujettes à ſe bleſſer.

Enfin il y en a, qui ont ces bords ſou-
ples, mollets, épais, pulpeux, faciles
à s'étendre, ſans s'étendre trop vîte,
& c'eſt le cas le plus ordinaire & le
plus avantageux pour l'accouchement,

Quand l'enfant a peine à forcer le paſſage, ſur-tout s'il ſe préſente obliquement à l'orifice, il ſe fait quelquefois dans les bords à force d'être trop tendus, des fentes ou gerçures qui peuvent avoir des ſuites fâcheuſes. La Sage-femme doit avoir ſoin de prévenir cet accident en ne preſſant pas l'accouchement, en oignant bien le paſſage avec du beurre frais, en aidant doucement à le dilater, en dirigeant la tête de l'enfant, & ſur-tout en prenant bien garde de ne point faire le mal elle-même par imprudence ou par précipitation.

II. Dés que la tête de l'enfant a franchi l'orifice de la Matrice, & que les épaules y ſont engagées, on dit que l'enfant eſt au *Paſſage*, parce qu'il eſt dans le vagin, & on regarde avec aſſez de raiſon l'accouchement comme fait : car le vagin dont les parois ſont aiſément dilatables, céde facilement & laiſſe avancer l'enfant : ſon orifice, où ſont les caroncules myrtiformes, eſt un peu plus étroit, & réſiſte un peu davantage, mais il ne réſiſte pas longtemps.

III. L'ENFANT tombe enfin dans la vulve, d'où il fort tout de fuite, les plis qu'il y a dans cette partie, connus fous le nom de *Nymphes*, s'étendant pour en augmenter la capacité, & donnant un libre paffage à l'enfant.

Il arrive pourtant quelquefois que la tête de l'enfant fe préfentant obliquement, & fe portant trop fur le bas de la vulve du côté du coccyx, déchire la cloifon qui fépare la vulve du fondement, ce qui caufe une incommodité fâcheufe & mal-propre.

I I.

IL FST très-important de connoître la pofition de la Matrice dans le baffin, dans les femmes qu'on accouche, parce que cela doit fervir de régle dans le manuel de l'accouchement. Ainfi les Sages-femmes ne fçauroient apporter trop d'attention à s'en inftruire.

La pofition la plus naturelle de la Matrice & la plus avantageufe, eft d'être placée droite, de telle maniere que fon fond & fon orifice, foient dans la direction du vagin. Il eft aifé de voir que dans cette pofition les fonctions qui lui font propres, fe font plus aifément ; que d'un côté la liqueur féminale a plus de facilité à y pénétrer, & que de l'autre, le fétus peut en fortir avec moins de peine, fans compter que rien ne peut croupir dans fa cavité, ce qui prévient beaucoup d'incommodités.

Il y a quelques femmes affez heureufes pour avoir la Matrice ainfi placée, mais le nombre n'en eft pas grand, & il n'y a pas lieu d'en être furpris. La Matrice porte par fa pointe, c'eft-à-dire, par fa partie la plus étroite fur l'extrémité de vagin, rien ne la retient par les côtés, car il ne faut pas compter fur ces prétendus ligamens ronds, qui cedent facilement dans tous les cas, & qui dans la groffeffe où leur action feroit le plus néceffaire, ne font d'aucune utilité, parce que leur infertion fe trouve alors au col de la Matrice, & qu'ils ne peuvent point fervir à en contenir droit le fond, qui s'eft fort élevé au deffus, en fe dilatant par l'accroiffement de l'enfant. Un rien fuffit donc pour la faire pencher d'un côté ou d'autre ; & loin de s'étonner

que la Matrice foit fi fouvent oblique, on auroit plus de raifon d'admirer qu'elle ne le foit pas toujours.

Dan- les filles & dans les femmes
qui n'ont pas accouché, différentes
caufes peuvent contribuer à cette obliquité. Si la matrice eft un peu plus
groffe, ou un peu plus gonflée d'un
côté ; fi le conduit du vagin eft un
peu plus court, ou fon extrémité, où
entre le col de la Matrice, eft un peu
plus lâche d'un côté ou d'autre ; fi in-
dépendamment de ces défauts de conformation, les femmes font dans une
ancienne habitude de fe coucher toujours d'un même côté ; fi elles ont
coutume de retenir l'urine, auquel
cas la veffie trop pleine repouffera la
Matrice en arriere, ou fi elles font naturellement conftipées, auquel cas le
rectum trop dilaté la repouffera en devant ; moins que tout cela encore, fi
quelqu'une des parties flottantes du
bas-ventre pefe inégalement fur la
matrice, en voilà plus qu'il n'en faut
pour la déplacer.

Quoique l'obliquité de la matrice
ne foit pas rare dans les filles & dans

les femmes, qui n'ont pas été enceintes, elle est beaucoup plus commune
dans les femmes grosses par deux raisons. La *premiere*, que la matrice, qui
ne porte que sur sa pointe, comme on
l'a dit, est alors beaucoup plus grande, plus large, plus pesante, de sorte
qu'il est comme impossible qu'elle
puisse rester en équilibre, plantée sur
une base si étroite, sans incliner d'aucun côté. La *seconde*, que le fétus
dont elle est chargée, doit dans
un très-grand nombre de cas, la faire
pencher d'un côté ou d'autre. Nous
verrons dans le Chapitre suivant, que
le placenta s'attache vers le fond de
la matrice, mais qu'il ne s'attache pas
toujours precisément au milieu du
fond. Pour peu que son attache s'en
écarte, en voilà assez pour faire pencher la matrice de ce côté-là.

Quand une femme a eu la matrice
oblique dans une premiere grossesse,
elle l'a oblique de même dans toutes
les autres, & presque toujours du même côté, parce que les fibres de la matrice du côté vers lequel elle a penché dans la premiere grossesse, se font

raccourcies, tandis que celles du côté oppofé fe font allongées ; ce qui fub-fifte dans les autres groffeffes, & décide de la pofition de la matrice. De-là vient qu'on entend les femmes dire qu'elles ont porté tous leurs enfants dans les reins, dans le côté droit, dans le côté gauche, ce qui réduit à fa jufte valeur, fignifie qu'elles ont eu dans toutes leurs groffeffes la matrice obli-que en arriere, à droite ou à gauche.

On ne fçauroit trop exhorter les Sages-femmes, de prendre garde à l'o-bliquité de la matrice, du moins dans le temps de l'accouchement, fi elles n'ont pas eu la précaution de s'en inf-truire plutôt. Souvent l'accouchement n'eft long & laborieux, que parce qu'on a manqué à une attention fi néceffaire. Quand la matrice eft oblique en arrie-re, la tête du fétus heurte contre le rebord antérieur de l'orifice de la ma-trice, & tous fes efforts portent contre les os du pubis : ils portent contre l'os facrum, & contre le rebord pofté-rieur de l'orifice de la matrice, quand la matrice eft oblique en devant. Que fi elle eft oblique fur quelqu'un des cô-tés, rés, la tête de l'enfant s'arrête contre le rebord de l'orifice du côté opposé, & tous ses efforts se perdent contre les os ischion.

Ainsi dans tous ces cas, le travail est long & laborieux ; l'enfant s'épuise, de même que la mere en vains efforts ; l'accouchement n'avance pas, & souvent il finit par quelque accident, à moins que la Sage-femme ne se ravise, & ne songe à redresser l'enfant, & à le mettre enfin dans la voie, ce qu'elle auroit pu faire plus commodément & plus utilement dès le commencement.

CHAPITRE III.

Des enveloppes du Fétus, ou de l'arriere-faix. De la position de l'arriere-faix dans la Matrice, & du Fétus dans l'arriere-faix.

I.

L'ENFANT est renfermé dans la matrice dans une poche ou sac membraneux, fermé de tous côtés, & formé par deux membranes distinctes, mais immédiatement appliquées l'une contre l'autre. Cette poche ou fac contient outre le fétus une affez grande quantité de férofité, connue fous le nom d'*Eaux* de l'accouchement. Enfin, une partie de la face extérieure, de ce fac eft couverte d'un corps mol, fpongieux & rougeâtre. Ces différentes parties qui forment ce fac, font connues fous le nom d'*Arriere-faix* ou de *Délivre*, & il importe d'en diftinguer plus exactement les différentes parties.

I. La membrane extérieure de ce fac, appellée *Chorion*, eft denfe, ferme, épaiffe, très-liffe & très-unie du côté par où elle touche à la membrane intérieure, mais couverte fur la face extérieure de petites inégalités ou pelotons d'une fubftance rouge & pulpeufe, dont on marquera l'ufage dans les articles fuivants.

II. La membrane intérieure porte le nom d'*Amnios*, elle eft très-mince, très-fine & très-liffe des deux côtés, appliquée contre la face interne du chorion fans y être adhérente, & en étant tenue féparée par un peu de lymphe mucilagineufe.

III. ENVIRON le tiers de la premiere de ces membranes ou du chorion, est couvert d'une substance molle, pulpeuse, spongieuse, d'une figure ronde, qui peut avoir ordinairement 17. à 18. pouces de diametre, épaisse dans son centre d'un pouce ou d'un pouce & demi, s'éminçant dans sa circonférence, où elle n'a guere qu'un demi-pouce. Ce corps ressemble par-là à un gâteau, d'où vient que les Latins lui ont donné le nom de *Placenta*, qu'il conserve en François. Ce corps est principalement destiné à recevoir la nourriture du fétus, & à la lui transmettre. On regarde les pelotons dont on a vû que la face extérieure du chorion étoit couverte, comme autant de petits placenta destinés au même usage, & la ressemblance qu'ils ont avec le placenta, autorise cette opinion.

IV. LE FÉTUS nâge au milieu de la lymphe séreuse, contenue dans l'amnios, & il est attaché avec l'arriere-faix par un cordon, qui peut avoir six ou sept lignes de diametre. Ce cordon part du nombril de l'enfant, & va se terminer vers le centre du Placenta. Il contient deux artères & une veine ; les artères naiffent à droite & à gauche, des deux artères iliaques internes, & portent le fang du fétus au placenta & aux autres enveloppes ; & la veine rapporte le fang qui revient des mêmes parties, & rapporte encore les fucs que la mere fournit pour la nourriture du fétus. Cette veine parvenue au nombril, monte vers le foie, perce le tronc de la veine-porte, & le fang qu'elle contient enfile pour la plus grande partie le canal veineux, qui le porte dans la veine cave afcendante. Ces trois vaiffeaux forment dans le centre du placenta, un grand nombre de groffes ramifications, qui fe foudivifant plufieurs fois, font ce nombre de vaiffeaux capillaires répandus dans le placenta & fur les enveloppes, furtout fur le chorion.

I I.

LES POSITIONS de l'arriere-faix dans la matrice, & celle du fétus dans l'arriere-faix font trop conftantes pour être l'effet du hazard, toujours variable. Elles doivent dépendre d'un mé-

chanifme qui les détermine , & c'eſt ce
qu'il importe d'examiner , parce que
ces poſitions influent beaucoup , comme on le verra dans la ſuite , ſur les
ſituations dans leſquelles les enfans ſe
préſentent dans l'accouchement.

L'arriere - faix a dans la matrice
une poſition conſtante qui eſt fixée
par l'attache du placenta au fond de
la matrice. L'ouverture du corps des
Femmes qui meurent dans le cours
de leur groſſeſſe , atteſte ce fait ; &
d'ailleurs il n'eſt point de Sage-femme
qui ne ſçache par expérience , que
lorſqu'elle eſt obligée de détacher le
placenta , c'eſt preſque toujours du
fond de la matrice qu'elle le détache.

Cette régularité dans l'attache du
placenta dépend d'une cauſe phyſi-
que très-conſtante. L'œuf fécondé qui
eſt deſcendu des ovaires dans la conception , nâge pendant quelque temps,
ſans aucune attache, dans la liqueur
lymphatique laiteuſe qui s'eſt ramaſ-
ſée dans la matrice. Pendant ce temps-
là , le placenta, qui eſt la partie la plus
ſpongieuſe & la plus légere de cet
œuf, doit en occuper la place la plus

haute, laquelle répond au fond de la matrice, & s'y maintenir conftamment jufqu'à ce qu'il s'y attache en groffif-fant; ce qui fixe fa pofition & celle du refte de l'arriere-faix pour toute la fuite de la groffeffe.

A s'en tenir rigoureufement à cette raifon, le placenta devroit être tou-jours attaché au milieu du fond de la matrice, directement vis à-vis de fon orifice, & cela feroit ainfi, fi l'œuf pe-foit toujours également dans toutes fes parties latérales autour du placen-ta, & que la pofition de la matrice fût toujours parfaitement droite; mais l'une ou l'autre de ces conditions man-quent fouvent. Quelquefois l'œuf eft un peu plus pefant d'un côté que de l'autre, ce qui fait pencher le placenta de ce côté-là, & alors il ne peut plus s'attacher précifément au fond de la matrice. D'autres fois la matrice elle-même n'eft pas droite, & elle penche en devant ou en derriere, à droite ou à gauche, & alors le placenta occupât-il exactement le point le plus haut de l'œuf, il ne fçauroit s'attacher au fond de la matrice. Ainfi en établiffant la régle générale, il eſt facile de prévoir les exceptions qu'elle doit ſouffrir dans pluſieurs rencontres.

I I I.

Le Fétus contenu dans l'arriere-faix, où il nâge dans l'eau de l'Amnios, y eſt toujours placé la tête en haut, & c'eſt dans cette poſition qu'on le trouve toutes les fois qu'on ouvre des femmes mortes dans le cours de leur groſſeſſe. Cette poſition du Fétus dans ſes enveloppes, vient de la même cauſe qu'on vient d'employer pour expliquer la poſition du placenta. La partie ſupérieure eſt dans l'embryon la partie la plus légere de ſon corps, ſoit à cauſe des cavités de la poitrine, des narines, de la bouche & des oreilles, ſoit à cauſe que la tête qui eſt fort groſſe, eſt peu remplie par la ſubſtance du cerveau, laquelle ne prend ſon accroiſſement que peu-à-peu pendant le cours de la groſſeſſe. En voilà aſſez, pour que le reſte du corps tombant en bas, comme plus peſant, la tête occupe la place la plus élevée.

Cette regle, quoique très-générale,

fouffre quelques exceptions. Ainfi fi
le fétus a la téte fort groffe, & plus
pefante qu'à l'ordinaire, ou qu'il ait
un hydrocéphale, dans ces cas, ou la
téte tombera en bas, fi elle eft beaucoup plus péfante que le refte du corps,
ou elle flottera irrégulierement fans
avoir de pofition fixe, fi elle eft à peu-
près auffi pefante à proportion que le
refte du corps. Mais, comme on voit,
ces exceptions fervent à confirmer la
regle, en confirmant la pofition naturelle de la téte du fétus, & la raifon
qu'on donne de cette pofition.

IV.

Non-seulement le fétus a la tête
en haut pendant la groffeffe ; mais il a
la face tournée en devant, & le dos
appuyé contre le dos de fa mere. C'eft
une pofition atteftée par les obfervations faites dans l'ouverture des femmes groffes, mortes fur la fin de leur
groffeffe, & qu'on peut inférer de la
nouvelle pofition que le fétus prend
à la fin du neuvieme mois, après avoir
fait la culbute, dont on parlera dans le
Chapitre fuivant. Alors il a non-feule-

ment la tête en bas contre l'orifice de la matrice ; mais il a la face tournée en derriere contre l'os sacrum de la mere, ce qui prouve qu'il avoit auparavant pendant la grossesse, la tête placée en haut, & la face tournée en devant, comme nous le disons.

Pour cette position, il est apparent que c'est le fétus qui se la donne machinalement pour sa commodité. Tant qu'il est petit, & qu'il ne remplit pas la capacité de ses enveloppes, il peut se tourner comme il veut, & toutes les situations lui sont alors assez égales à cet égard ; mais quand il est plus gros, sa commodité l'oblige à prendre la position que nous lui assignons. Par ce moyen, la convexité de son dos répond à la concavité de l'os sacrum & des lombes de sa mere, & sa tête, ses genoux, ses coudes, se trouvent plus commodément placés contre les tégumens du bas-ventre, qui ne leur opposent qu'une molle résistance, qu'ils ne le seroient dans la position contraire, s'ils étoient tournés vers l'os sacrum, les os des iles & les vertèbres des lombes, contre lesquels ils seroient comprimés & froissés.   B v

V.

ENFIN, ce n'eſt pas pour ſa commodité, mais par pure néceſſité de
s'accommoder à l'eſpace qu'il doit
occuper, que le fétus eſt replié, & ra-
courci dans ſes enveloppes ſur la fin
de la groſſeſſe. Ses talons ſont appliqués contre ſes feſſes; ſa tête eſt placée
entre les deux genoux, les mains ſont
ordinairement appuyées ſur le viſage;
les bras repliés & collés contre les
cuiſſes; en un mot, il eſt comme une
boule, & par ce moyen il occupe le
moins d'eſpace qu'il peut occuper,
& il eſt dans la ſeule ſituation, que la
capacité de la matrice & de ſes enveloppes puiſſe lui permettre. Heureu-
ſement ſes articulations ſont ſi lâches
& ſi flexibles, qu'il n'eſt point incom-
modé du pli de ſes membres.

Il ne paroît pas que le fétus puiſſe
dans cette ſituation, faire de grands
mouvemens. Tous ceux qu'il peut ſe
permettre, ſe réduiſent à allonger un
peu les talons, à écarter un peu les
genoux ou les coudes, ou à faire quelque flexion ou quelque extenſion de

la tête, jusqu'à ce qu'enfin il soit forcé par un méchanisme admirable, qu'on va expliquer dans le Chapitre V, à faire la culbute ; ce qui le met un peu plus à l'aise, & c'est comme le premier pas à l'accouchement.

CHAPITRE IV.

De l'examen des parties, avant l'Accouchement, ce qu'on appelle le Toucher.

LEs Sages-femmes ne sont ordinairement appellées, que quand le travail commence ; & alors il est plus question d'agir que d'examiner. Mais quand elles ont de l'accès auprès des femmes qu'elles doivent accoucher, il est très-prudent d'examiner sur la fin de la grossesse, l'état des parties pour reconnoître la facilité ou la difficulté qu'il y aura dans l'accouchement. Cet examen roule, sur quatre chefs ; sur l'état du Vagin ; sur l'état des Os qui forment le bassin ; sur l'état de

l'orifice de la Matrice ; & fur la poſition de la matrice : quoiqu'ils ne ſoient
pas tous de la même importance, ils
méritent pourtant qu'on en traite dans
des articles diſtinɛts.

I. L'EXAMEN du Vagin eſt bientôt
fait, & il eſt rare qu'on y trouve
quelque choſe digne d'attention, ſur-
tout dans une femme enceinte, & qui
a déjà fait uſage de ces parties. Cependant il y a des obſervations qui
font voir qu'il s'y forme quelquefois
des tumeurs ſtéatomateuſes, qui en
rétréciſſent le calibre ; des adhérences
des parois, qui ſont la ſuite d'ulceres
ou d'excoriations négligées ; des cloi-
ſons membraneuſes, qui en ferment
la cavité, à l'exception d'une petite
ouverture dont elles ſont percées. Il
y a lieu d'être ſurpris que malgré ces
obſtacles ces femmes n'ayent pas laiſſé
de devenir groſſes, ce qui doit faire
reconnoître qu'il y a dans le vagin,
dans ces occaſions, un mouvement
périſtaltique qui porte dans la matrice le peu de liqueur ſéminale qui
a franchi ces obſtacles, comme le mouvement périſtaltique de l'œſophage

porte les alimens de la bouche dans l'estomac.

Entre ces obstacles, il y en a, ausquels il faut remédier dès qu'on les a reconnus. Telle est la cloison membraneuse qui ferme la cavité du vagin, & qui est de la même espece, que ces cloisons qu'on trouve au col du vagin dans les filles voilées ou *imperforées*. Quelquefois on peut les déchirer avec les ongles, & c'est le mieux quand on peut y réussir ; en tout cas, il faut y faire une incision simple ou cruciale, avec un bistouri caché, qui ne s'éleve qu'à un certain degré, ce qui le rend incapable de blesser les parois du vagin, & qu'on introduit dans le trou, dont cette cloison est percée, destiné au passage des régles.

S'il y a dans le vagin quelque tumeur stéatomateuse considérable qui en remplisse le calibre, & qui forme un obstacle au passage de l'enfant, il faudra l'extirper en la liant, ou en l'amputant : mais dans ce cas-là les Femmes Grosses qui sçavent leur état, ont soin d'en avertir, & l'on a le temps d'y remédier avant l'accouchement.

Que s'il n'y a dans la longueur du vagin que quelques tubercules, ou tumeurs peu confidérables, on pourra
les négliger, parce que les tuniques du
vagin font affez extenfibles pour fe
prêter à la fortie de l'enfant malgré
ce léger obftacle.

A l'égard des adhérences des parois
du vagin, fi elles font d'une petite
étendue, qu'elles foient lâches, fur-
tout fi elles ne font formées que par
des filamens tendineux, on fera bien
de les féparer avec un biftouri mouffe,
qu'on conduira avec dextérité, à la
faveur d'un ou deux doigts de la main
gauche qui le dirigeront. Que fi cette
adhérence étoit fort étendue, & fort
ferrée, on fera bien d'attendre quelqu'un de ces miracles que la nature
opere quelquefois, & dont on trouve
un exemple dans les Mémoires de l'A-
cadémie des Sciences, *année* 1712,
pag. 7. *de l'Hiftoire.* Si la nature n'o-
pere rien, on pourra à l'approche de
l'accouchement, décider fi l'on prendra
le parti de faire l'opération Céfarienne
pour retirer l'enfant, ou fi l'on fera
dans la longueur du vagin, pour pra-

tiquer une issue à l'enfant, une incision, qu'on tâchera de diriger le mieux qu'il sera possible.

Dans tous ces différents cas, s'il reste dans le vagin quelque étranglement ou rétrécissement, on tâchera de le ramollir & de le rendre extensible, en tenant constamment dans le vagin, un mois avant les couches, un rouleau de linge en forme de pessaire, plein de pulpe d'herbes émollientes, ou une éponge coupée en long & imbibée d'une décoction émolliente.

Les vices du vagin qu'on vient d'exposer, sont rares, au moins à un degré qui puisse empêcher l'accouchement, mais il est pourtant nécessaire d'en être instruit.

II. Les vices de conformation des os du bassin méritent beaucoup plus d'attention que les vices du vagin, parce qu'ils sont moin rares, & qu'ils sont sans remede. Ces vices, comme on l'a dit ci-dessus *Chap.* I. se réduisent à deux détroits, l'un *supérieur* & l'autre *inférieur*, où l'enfant a quelquefois bien de la peine à passer, & où quelquefois il ne peut point passer.

Le Détroit supérieur eſt formé entre la partie ſupérieure de l'os ſacrum & la ſymphyſe des os du pubis , quand la derniere vertebre des lombes , & le haut de l'os ſacrum ſe courbent trop en dedans, & qu'en même-temps les os du pubis, au lieu d'être convexes en dehors , comme ils le ſont naturellement , ſont plats , ou ce qui eſt pire, ſont convexes en dedans. Ce détroit eſt plus étroit au milieu, & un peu plus large aux deux bouts , fait par conſéquent en forme d'un 8 de chifre. C'eſt un paſſage preſque toujours difficile pour l'enfant , mais il eſt ſi étroit quelquefois, qu'il eſt impoſſible que l'enfant puiſſe y paſſer , & qu'il n'y a d'autre reſſource pour le ſauver lui & la mere , que de faire l'opération Céſarienne.

Le Détroit inférieur ſe trouve entre les tubéroſités des deux os iſchion & la pointe de l'os ſacrum & le coccyx qui y eſt attaché , quand ces tubéroſités ſont plus groſſes , plus longues, plus courbées en dedans qu'à l'ordinaire ; quand la pointe de l'os ſacrum eſt plus longue, ou plus courbée en dedans ; quand les os du coccyx trop étroitement liés rendent le coccyx moins flexible en dehors. Quoique ce dernier détroit rende quelquefois les accouchements affez difficiles, les accidents aufquels il peut donner lieu, ne font point comparables à ceux que le détroit fupérieur peut caufer.

Il eft aifé de reconnoître les vices de conformation des os du baffin, qui font le détroit fupérieur, en introduifant dans le vagin un ou deux doigts graiffés. Si on les porte jufqu'à l'orifice de la matrice, on fentira en derriere la courbure que le haut de l'os facrum fait en dedans, & en devant la courbure pareille que font les os du pubis. On jugera même de la diftance qu'il y a d'un de ces os à l'autre, & par conféquent de l'obftacle que l'enfant doit y trouver : On peut même à la feule infpection extérieure de la perfonne, reconnoître ce défaut de conformation, parce que dans ces perfonnes, il y a un enfoncement au haut des feffes, qui marque que le haut de l'os facrum eft *arqué* au dedans, & que les os du pubis, au lieu d'être relevés, font plats & même enfoncés en dedans.

Il eft plus facile encore de reconnoître l'état du détroit inférieur, parce qu'on peut juger aifément de la grof-feur, de la longueur & de la courbure des tubérofités des os ifchion ; de même que de la longueur & de la courbure de la pointe de l'os facrum ; & de la longueur & de l'inflexibilité du coccyx. Les obftacles que ces détroits, principalement le fupérieur, peuvent oppofer à la fortie de l'enfant, font infurmontables, à moins que la tête de l'enfant, à force de pouffer, ne fe rétréciffe affez en s'allongeant pour franchir ce paffage, ce qui arrive quelquefois ; ou que les os du pubis ne s'écartent, ce qui arrive quelquefois auffi dans les jeunes femmes.

III. L'ORIFICE de la matrice eft le paffage de l'enfant, c'eft pourquoi le plus ou le moins de facilité qu'il a à fe dilater & à s'étendre, décident du travail des accouchemens, plus ou moins facile, plus ou moins long, plus ou moins laborieux, ce qui doit engager à en examiner l'état avec foin.

1°. Si les bords de cet orifice font unis, épais, flexibles, pulpeux, on a fujet d'efpérer qu'ils s'étendront & fe dilateront facilement, ce qui promet un accouchement heureux, pourvu que l'enfant fe préfente bien au paffage. D'ailleurs cette difpofition des bords de l'orifice annonce une difpofition pareille dans la matrice, laquelle fera plus fibreufe & plus mufculeufe, & capable par conféquent de fe contracter avec force dans l'accouchement.

2°. Quand les bords du contour de l'orifice font plats & minces, on ne doit pas douter qu'ils ne fe dilatent facilement, ce qui rendra l'accouchement d'autant, plus aifé; mais cette difpofitionde l'orifice fait craindre une difpofition pareille dans les parois de la matrice, lefquelles étant moins charnues ne pourront faire dans l'accouchement que de foibles efforts. A quoi il faut ajouter que fi l'enfant eft placé en travers dans la matrice, & qu'il foit vigoureux, il eft à craindre qu'il ne déchire la matrice, dont les membranes ne font pas en état de réfifter.

Ces deux états de l'orifice de la matrice font naturels, & dépendent de
la conformation primitive. Il feroit
bon d'obferver en même temps fi cet
orifice eft large ou étroit, mais il eft
difficile d'en juger dans le refferrement
où il fe trouve dans la groffeffe. Tout
ce qu'on fçait de certain , c'eft qu'il eft
toujours plus étroit à une premiere
couche , que dans les couches fubfé-
quentes.

3°. L'orifice de la matrice eft ex-
pofé à différents états vicieux & contre
nature , qui font l'effet des maladies
qui ont précédé , ou qu'on a actuellement. Les bords de fon contour font
quelquefois durs & calleux ; cette cal-
lofité va même quelquefois jufqu'à la
rénitence fquirrheufe ; quelquefois ce
fquirrhe eft accompagné d'élance-
mens douloureux, & eft par conféquent
déjà carcinomateux , ou prêt à le devenir ; quelquefois ce cancer eft ouvert & ulcéré, quelquefois auffi , fans
aucun cancer , il n'y a à cet orifice ,
que des excoriations ulcéreufes , ou
des ulceres fimples. Enfin ces vices s'é-
tendent fur tout le contour de l'ori-

fice, & quelquefois ils n'en occupent qu'un côté.

Tous ces vices dans l'orifice de la matrice rendent l'accouchemen plus difficile, plus laborieux, plus douloureux, & il l'eft d'autant plus ou moins, que ces vices font plus ou moins fâcheux, plus ou moins étendus. Souvent même ces vices ne paroiffent dans l'orifice, que parce que la matrice elle-même en eft affectée. Quand on a reconnu ces vices de l'orifice, on doit fe préparer à mettre en ufage toute la dextérité dont on eft capable, pour aider à l'accouchement, & s'armer de beaucoup de patience ; parce que dans ces difpofitions de l'orifice, l'accouchement n'avance que fort lentement.

Quand on auroit reconnu de bonne heure ces difpofitions vicieufes de l'orifice de la matrice, il y auroit eu peu de remedes à faire. Tout fe réduiroit à l'application des relâchants & adouciffants, en employant les moyens qu'on a indiqués ci-deffus dans *l'article* I. de ce Chapitre.

IV. La fituation naturelle de la matrice eft d'être droite dans la direction du vagin, sans incliner d'aucun côté. Cette position est avantageuse pour la sortie de l'enfant, qui passe alors de soi-même & sans secours, directement de l'orifice de la matrice dans le vagin. On est sûr de cette position de la matrice, lorsqu'on trouve que son orifice répond au milieu du vagin, à distance égale de tous les points de son contour.

Mais malheureusement cette position, quoique naturelle, n'est pas la plus ordinaire. La matrice penche souvent à droite ou à gauche, & surtout en devant ou en derriere. Alors l'enfant, en sortant de la matrice, ne peut pas enfiler le vagin, mais va heurter contre quelqu'un de ses bords, où il se trouve arrété, à moins qu'on n'ait l'adresse de le diriger & de le mettre sur le chemin.

Il est aisé de reconnoître ces positions obliques de la matrice, en examinant où se trouve son orifice, car la matrice est toujours inclinée du côté opposé à celui vers lequel son orifice est tourné. Ainsi si l'orifice est caché du côté droit du vagin, la matrice est inclinée du côté gauche, & de même de toutes les autres positions.

On a indiqué dans le Chapitre précédent les causes qui rendent oblique la position de la matrice, & l'on trouvera ci-dessous, *Livre* IV. *Chapitre* II. les moyens d'y rémédier dans l'accouchement.

V. La plùpart des filles quoique grosses, nient constamment de l'être, même lorsque l'enflure de leur ventre les en accuse; & pour éluder la preuve que l'enflure du ventre fournit, elles soutiennent qu'elles font hydropiques. On peut voir dans le Traité des Maladies des Femmes, *Livre* II. *Chapitre* VII. §. 4. les signes qui distinguent la Grossesse de l'Hydropisie, même de matrice. L'attouchement de la matrice, dont il est question dans ce Chapitre, peut servir à ce Diagnostic, du moins après le troisieme mois. Il ne faut pour cela qu'introduire deux doigts bien graissés dans le vagin, jusqu'à l'orifice de la matrice, & en même-temps appuyer l'autre main à plat sur le fond de la matrice, qui au troisiéme mois de la grossesse déborde sur les os du pubis.

Alors en poussant la matrice alternativement de bas en haut, & de haut en bas, on sent aisément qu'elle renferme un corps rond & rénitent ; mais quelle que soit la sagacité de la personne qui fait cet examen, elle ne sçauroit reconnoître si c'est un fétus ou un polype, ou une excroissance polypeuse de la matrice. Pour porter un jugement décisif, il faut sentir remuer l'enfant, & l'on acquiert cette preuve dès le troisiéme mois & demi de la grossesse, si l'on presse un peu la matrice, ou qu'on la balotte légerement. J'ai vû des filles qui, au moment qu'elles sentent le mouvement de l'enfant dans cette épreuve, toussoient fortement pour empêcher par les contractions des muscles du bas-ventre, qu'on sentît le mouvement de l'enfant ; mais outre que cette ruse les condamnoit, on les prioit de contenir cette toux, & l'enfant qui avoit été agité, continuant de se mouvoir, fournissoit la preuve complette qu'on demandoit.

VI. La maniere de toucher est très-facile. La Sage-femme doit avoir les ongles courts, coupés depuis quelque temps,

temps, afin qu'ils soient unis & sans angles. Elle doit graisser avec du beurre frais les doigts dont elle veut se servir, & choisir la main qui sera la plus commode, suivant le côté où elle se trouvera auprès de la personne qu'elle doit examiner. On place cette personne sur le dos dans le lit, les fesses un peu élevées ; & après lui avoir fait plier les genoux, on la couvrira de ses jupes ou de la couverture du lit, si elle est couchée. On introduira doucement dans le vagin les deux doigts graissés, & en les introduisant, on examinera l'état des parties. On peut aussi faire le même examen, la personne étant debout, & même quelquefois cette posture est la plus commode, parce que la matrice qui s'abaisse, se présente mieux aux doigts. On conseille de faire prendre un lavement avant cet examen, si la personne est constipée ; mais cela paroît peu nécessaire.

CHAPITRE V.

Des changemens qui arrivent à la situation de l'Enfant, & à l'état de la Matrice à l'approche de l'accouchement.

I. L'On vient de voir dans le Chapitre précédent, que la légereté respective des parties qui font au-deſſus du nombril, par rapport à celles qui font au-deſſous, oblige le Fétus à se tenir dans l'arriere-faix la tête en haut & les pieds en bas. Cette poſition dure pendant toute la groſſeſſe, & elle eſt également commode, & pour l'enfant qui eſt à ſon aiſe dans cette poſture, & pour la mere qui porte ſon enfant avec moins de peine, lorſqu'elle le porte un peu haut.

Mais cette poſition ſi utile pendant la geſtation, n'étoit pas avantageuſe pour l'accouchement ; & pour s'y diſpoſer, il a fallu que l'enfant en approchant de ſon terme, changeât de ſituation ; &

il en change alors par une méchani-
que admirable. Les parties intérieures
& les parties supérieures du corps du
fétus, quant aux chairs & aux os,
croissent pendant la grossesse, & croif-
sent d'une maniere égale & uniforme,
qui ne met aucune différence dans leur
pesanteur respective ; mais il se fait
dans les parties supérieures d'autres
changemens qui dérangent l'équilibre. Le foie, qui n'étoit presque rien
dans l'embryon, a acquis pendant la
grossesse un volume & une pesanteur
considérable : les poumons qu'on dif-
tinguoit à peine dans l'embryon, &
qui n'étoient qu'un peloton de glaires,
ont grossi, sont devenus compactes,
serrés ; en un mot en état de soutenir
l'impression de l'air qu'ils doivent bien-
tôt respirer : les cavités des oreilles & des narines, qui étoient fort larges dans l'embryon, se font considéra-
blement rétrécies par l'accroissement
des os qui les forment, & présentent
moins de vuide : les orbites se font
remplies par l'accroissement des yeux
renfermés dans leur cavité : les germes des dents ont grossi dans leurs

C ij

alvéoles, & font une nouvelle aug-
mentation de poids : enfin le cerveau
& le cervelet, qui n'étoient dans l'embryon qu'une glaire rare & fpongieu-
fe, ont acquis du volume & de la con-
fiftence pour remplir les fonctions
auxquelles ils font deftinés , & par
conféquent pefent beaucoup plus.

Toutes ces caufes qui fe trouvent
réunies fur la fin de la groffeffe, font
que les parties fupérieures de l'enfant
pefent alors plus que les inférieures,
& qu'elles doivent par les loix inva-
riables de l'hydroftatique, tomber en
bas, faire remonter les parties inférieures, & changer abfolument la pofition de l'enfant. C'eft ce qu'on appelle *la culbute* de l'enfant, laquelle annonce l'approche de l'accouchement,
& le précede d'un nombre de jours
plus ou moins grand, felon que les
progrès qui fe font dans le corps de
l'enfant, font plus ou moins prompts.

Si l'on fait attention à la pofition
où étoit l'enfant, le corps courbé en
devant, & la tête penchée du même
côté, on comprendra fans peine qu'en
faifant la culbute, la tête doit trébu-

» cher la premiere en devant, sur le col
» de la matrice & vis-à-vis son orifice;
» que le tronc doit la suivre, & que les
» extrémités inférieures doivent remon-
» ter au fond de la matrice. On com-
» prendra en même temps, que la face
» de l'enfant qui étoit auparavant en de-
» vant vers le ventre de la mere, se
» trouvera en derriere dans cette nou-
» velle situation vers l'os sacrum, c'est-
» à-dire, que l'enfant se trouvera dans
» une position directement contraire à
» celle où il a été jusqu'alors, mais de-
» venue nécessaire pour le disposer à
» l'accouchement.

II. CE déplacement de l'enfant
change la forme du ventre. L'enfant
qui est tombé sur le col de la matrice,
n'en occupe plus le fond, ni par sa
tête, ni par son tronc qui ont du volume, mais par ses pieds, qui en ont
peu. La matrice n'est plus si remplie,
le ventre s'affaisse donc, tout le poids
de l'enfant porte sur les hanches de la
mere, & l'empêche de marcher aussi
librement qu'auparavant. Cependant
l'enfant assez géné dans sa nouvelle
posture, profite de la liberté d'éten-

dre ſes jambes ; & en trépignant il
heurte contre l'intérieur de la matrice,
& cauſe des douleurs légeres, connues ſous le nom de *Mouches*, qui ſont
les avant coureurs d'un accouchement
plus ou moins prochain, ſuivant
qu'elles ſont plus ou moins fortes,
plus ou moins fréquentes.

III. C'ᴇsᴛ par-là que l'accouchement avance peu-à-peu. La tête de
l'enfant en peſant ſur le col de la matrice l'élargit, & en comprimant les
vaiſſeaux ſanguins & lymphatiques qui
s'y diſtribuent, elle donne lieu à un
épanchement de ſéroſité qui en ramollit les parois, qui les rend œdémateu-
ſes, & qui les diſpoſe à s'étendre facilement. Ce gonflement œdémateux,
qui précede l'accouchement, eſt quelquefois ſi grand, qu'il s'étend juſqu'à
la vulve.

A meſure que les parois du col de
la matrice ſe prêtent & s'étendent,
l'enfant deſcend de plus en plus pouſſé
par les efforts qu'il fait en ſe roidiſ-
ſant ſur ſes pieds, qu'il appuie contre
le fond de la matrice, & par les contractions de la matrice, qu'il excite en

trépignant, & parvient enfin à ce bord
intérieur de l'orifice de la matrice ,
qu'on doit regarder comme destiné
par l'Auteur de la nature , à mettre en
mouvement & en branle toutes les
parties , qui concourent à produire
l'accouchement.

Ces sortes de mouvemens excités
par l'impression , l'irritation ou le cha-
touillement d'une partie déterminée ,
connus sous le nom de mouvemens
sympathiques , sont communs dans le
corps. C'est ainsi qu'un peu de tabac
porté sur un endroit des narines , excite l'éternuement; que l'impression
qui se fait dans l'estomac sur des endroits particuliers , cause le vomissement ou le hoquet; que l'action de
la fumée, ou l'âcreté de l'humeur tra-
chéale sur les bronches , produit la
toux, &c. C'est ainsi de même , que
l'impression , le tiraillement , le cha-
touillement que fait la tête de l'enfant parvenu à cet endroit de l'orifice
de la matrice , met tout en contraction, & procure l'accouchement.

Alors les fibres radieuses , qui entourent l'orifice de la matrice , se

contractent & dilatent cet orifice ;
alors les fibres musculaires de la matrice, & sur-tout les fibres circulaires
du fond, se mettent en contraction, &
en poussant l'enfant vers l'orifice lui en
font franchir le passage : alors dans les
accouchemens plus difficiles, le diaphragme & les muscles du bas-ventre
viennent au secours, & en se contrac-
tant à la fois, accélèrent l'accouchement : enfin alors l'action réunie de
toutes ces causes, exécute l'accouchement promptement & heureusement,
quand il n'y a point d'obstacle qui s'y
oppose.

IV. La difficulté la plus grande
que l'enfant trouve, est à l'orifice de
la matrice, mais ce passage ramolli &
relâché comme il est, cede enfin. Il
faut seulement empêcher que les efforts de l'enfant & de la matrice, trop
violents ou trop pressés, n'y causent
sur les bords des gerçures, qui pourroient être fâcheuses : & la Sage-femme doit avoir soin de prévenir cet
accident, en ne pressant pas trop l'accouchement, en oignant le passage
avec du beurre frais, en aidant dou-

tement à le dilater, & en prenant bien
garde de ne pas faire elle-même par
mal-adreſſe ou par précipitation le
mal, qu'elle veut prévenir.

Dès que la tête de l'enfant a franchi l'orifice de la matrice, & que les
épaules s'y ſont engagées, on regarde l'accouchement comme fait, &
on a raiſon ; car le vagin ni la vulve
n'y oppoſent pas beaucoup de réſiſtance. Il arrive ſeulement quelquefois
lorſqu'on néglige d'y remédier, que
la tête ſortant obliquement & ſe portant trop ſur le derriere du côté du
coccyx, déchire la cloiſon qui ſé-
pare la vulve du fondement ; ce qui
cauſe une incommodité fâcheuſe, mais
ce cas eſt rare, & il vient ordinairement du peu d'attention de la Sage-
femme.

D'abord après la ſortie de l'enfant,
la vulve, le vagin, l'orifice de la matrice, forment une eſpece de canal large
& continu, par où la Sage-femme peut
aiſément introduire la main, après
l'avoir graiſſée de beurre, juſque dans
la matrice pour détacher le délivre,
s'il y tient ; pour le retirer, s'il eſt dé-

C v

taché ; pour enlever les caillots s'il y
en avoit ; mais ces parties se resser-
rent si promptement par leur ressort,
qu'il ne seroit pas possible peu de temps
après d'y introduire la main, qu'avec
beaucoup de peine, & en causant une
grande douleur.

CHAPITRE VI.

Des arrangemens nécessaires pour l'accouchement.

I. UN des articles les plus importans, & auquel même on doit être pré-
paré d'avance, c'est de décider de la
maniere dont on doit placer les femmes pour les accoucher.

On les faisoit autrefois tenir debout, le haut du corps penché & appuyé sur une table, les jambes écartées, & on les accouchoit par derriere.
Je ne sçais si cet usage subsiste encore
à la campagne dans quelques provinces, mais il y a long-temps qu'il est
aboli dans les villes.

On y subſtitua la chaiſe de travail,
échancrée par devant, & l'on s'en ſert
encore dans quelques provinces, ſur-
tout à la campagne, ou pour les femmes du commun ; mais il y a long-
temps qu'on ne les connoìt plus à
Paris.

On a employé enſuite pendant long-
temps un lit de travail, fait comme
un lit de repos, avec cette ſeule différence qu'il étoit mobile ſur un aiſlieu
qui étoit ſous le milieu du chaſlis du
lit, moyennant quoi on pouvoit le
faire pencher du côté des pieds ou de
la tête, ou le tenir dans une ſituation
horiſontale ſelon le beſoin, & le fixer
dans la ſituation qu'on ſouhaitoit par
le moyen d'une cheville. Ce lit étoit
étroit, pour donner plus de liberté
d'agir à la Sage-femme, & couvert
d'un matelas ou d'un ſommier de crin
aſſez dur, afin que la femme en travail ne s'y enfonçât pas trop. Il y
avoit au bout une traverſe, contre laquelle elle pouvoit roidir les pieds,
& en haut deux poignées, l'une à
droite, & l'autre à gauche, qu'elle
pouvoit empoigner dans les efforts.

Ce lit étoit très commode, principalement en ce qu'on pouvoit à son
gré élever ou abaisser sans peine la
tête & les épaules de la femme en travail, suivant que l'état de l'accouchement demandoit l'une ou l'autre
de ces situations, comme on verra
dans la suite. Cependant ce lit si commode & si utile, est aujourd'hui hors
d'usage.

Il faut donc se réduire à accoucher
à présent toutes les femmes, ou sur
une chaise longue ordinaire, ou même
dans leur propre lit. Ces manieres d'accoucher sont plus pénibles pour les
Sages-femmes, & plus incommodes
pour les accouchées, quand l'accouchement se fait dans leur lit, parce
que le lit en est toujours dérangé &
sali, & qu'on a grand peine à le refaire,
quand l'accouchement est terminé, &
à y mettre proprement l'accouchée;
mais une femme auroit des vapeurs,
si elle voyoit apporter dans la chambre un lit de travail, & cette raison
décide pour l'usage.

II. A l'approche de l'accouchement, on doit oindre de beurre frais

la vulve, le vagin & l'orifice de la matrice. Il faut même les étuver avec une décoction émolliente de racines & de feuilles de mauve, guimauve, branche-ursine, graine de lin, &c. si on y trouve de la dureté; ou ce qui est encore plus efficace, les exposer à la vapeur de cette décoction tiéde, qu'on place sous une chaise percée, où l'on fait asseoir la femme qui doit accoucher.

III. Aux premieres douleurs, il faut donner un ou deux lavemens émolliens avec le beurre frais ou l'huile d'amandes douces & même des lavemens purgatifs avec le miel mercurial ou le lénitif, si le ventre étoit resserré, afin de vuider le rectum. Par la même raison pour vuider la vessie, il faut faire pisser la femme qui doit accoucher; & si l'accouchement est long, lui faire répéter la même cérémonie plus d'une fois, parce qu'en vuidant ainsi le rectum & la vessie, on facilite le passage de l'enfant.

IV. Il n'est pas besoin d'avertir la Sage-femme d'ôter les bagues & les anneaux qu'elle peut avoir aux doigts,

Il n'en eſt point qui ignore que c'eſt une précaution néceſſaire dans l'accouchement. Il ſeroit à ſouhaiter qu'elle eût la main petite, & les doigts longs, mais c'eſt un avantage que la nature donne, & elle ne le donne point à toutes. Du moins faut-il que celles qui ſe deſtinent à ce miniſtere, ayent ſoin d'entretenir la flexibilité de leurs doigts, en évitant tous les travaux qui pourroient leur donner de la roideur.

V. Quant à la ſaignée, ſi la femme groſſe n'a pas été ſaignée dans le cours de la groſſeſſe, ou qu'elle l'ait été peu, qu'elle ſoit jeune & qu'elle ait le pouls plein, on fera bien de l'employer dès le commencement de l'accouchement. Dans les cas contraires, on pourra attendre que la qualité de l'accouchement, ou que les accidens qui ſurviendront, engagent d'y avoir recours.

LIVRE II.

Des accouchemens naturels, où l'enfant se présente dans une posture convenable.

CEs accouchemens sont de deux espéces. Dans l'une, l'enfant se présente par la tête, & dans l'autre par les pieds. Nous examinerons dans ce Livre ces deux espéces d'accouchemens, dans tous les cas où ils peuvent se présenter.

CHAPITRE PREMIER.

De l'accouchement naturel de la premiere espéce, où l'enfant se présente par la tête.

L'ACCOUCHEMENT naturel de la premiere espéce renferme trois conditions. 1°. Que l'enfant se présente par

la tête, & par la tête feule, par laquelle
il peut le mieux pouffer, & s'ouvrir le
paffage : 2°. qu'il ait la face tournée
en bas : 3°. que fa fituation foit droite,
de telle maniere que le fommet de la
tête réponde directement à l'orifice de
la matrice, & puiffe y entrer facilement.

Ces trois conditions font une fuite
néceffaire du changement que la culbute, quand elle n'eft point dérangée, fait dans la fituation de l'enfant,
vers le neuviéme mois. Auffi cet ac-
couchement-là, quoiqu'il réuniffe trois
conditions, eft-il le plus ordinaire de
tous les accouchemens, & même fuivant l'opinion commune, le feul qui
foit naturel.

Primò. Dans cet accouchement, de
même que dans tous les autres, dont
on parlera dans la fuite, il convient de
diftinguer quatre temps, ou quatre périodes différents, pour fixer les différens objets dont les Sages-femmes
doivent s'occuper. Le prélude de l'accouchement, fon commencement, le
fort du travail, & la fin du travail, ou
la fortie de l'enfant,

I. Dans le prélude, la femme qui se dispose à accoucher, 1°. sent quelques legeres douleurs causées par les mouvemens du corps du fétus, ou des pieds & des coudes, qu'elles ont accoutumé d'appeller des *Mouches*. Ces douleurs sont plus ou moins vives, plus ou moins fréquentes, plus ou moins longues, suivant la vivacité de l'enfant.

2°. Quelquefois, lorsque ces douleurs sont un peu fortes, elles attirent quelque contraction de la matrice, c'est-à-dire, quelqu'effort, mais ces efforts ne sont ni réglés, ni soutenus, ni par conséquent efficaces.

3°. L'enfant paroît descendre tout-à-fait en bas, & quand les femmes n'ont point encore d'expérience, elles s'imaginent que l'enfant va tomber.

4°. L'orifice de la matrice commence à s'ouvrir par l'impulsion de l'enfant, ou pour mieux dire, à bâiller, & il en coule dans quelques femmes quelque peu de sérosité laiteuse, qui étoit contenue entre le chorion & la matrice.

Les femmes timides, jeunes, & qui

n'ont point d'expérience, s'occupent
de ces legers indices d'un accouchement prochain, beaucoup plutôt qu'il
ne faut, ce qui n'arrive pas à celles
qui ont plus de courage, & fur-tout
qui ont déjà accouché.

II. Le commencement de l'accouchement eft marqué par des fignes plus
certains.

1 . Les douleurs font vives, fréquentes, foutenues & accompagnées
d'efforts proportionnés, ce qui marque que l'enfant s'agite vivement dans
la matrice, & travaille fortement à fa
fortie.

2°. Ces efforts portent en bas vers
le vagin, & forcent peu à-peu l'orifice
de la matrice à s'ouvrir tout de bon,
& à fe dilater affez pour pouvoir fentir le fommet de la tête de l'enfant, &
alors on dit que l'enfant *couronne*.

3°. Dans ce temps-là, comme la
tête de l'enfant ne bouche pas encore
l'orifice de la matrice, les eaux de
l'amnios fe gliffent par les côtés, pouf-
fent en avant la portion des enveloppes qui couvre la tête de l'enfant, &
y forment comme une poche pleine

d'eau qui descend dans le vagin ; on dit alors que les eaux se *forment*, ou se sont *formées*.

4°. Les eaux paroissent sous deux formes, qu'il est nécessaire de distinguer. Tantôt elles sont *étroites & longues*, & tantôt *larges & plates*. Elles sont *étroites*, quand l'orifice de la matrice est peu ouvert, parce que la largeur des eaux répond toujours à la dilatation de cet orifice, qui en est comme la base ; elles sont en même temps *longues*, parce que la tête de l'enfant n'étant pas engagée, & ne fermant pas le passage, les eaux de l'amnios continuent de tomber dans la poche, & l'allongent de plus en plus Au contraire, quand l'orifice de la matrice s'ouvre facilement, & que la tête de l'enfant s'y engage du moins par le sommet, les eaux sont *larges*, parce que l'ouverture de l'orifice est grande, & elles sont *plates*, parce que la tête de l'enfant empêche qu'il en coule beaucoup, & que le peu qui est déjà passé, est obligé de s'applatir à mesure que la poche s'élargit.

Ce second periode de l'accouchement est quelquefois long, quand les douleurs & les efforts sont foibles & lents, ou quand les obstacles que l'enfant trouve du côté de l'orifice de la matrice sont grands. De quelque cause que vienne la difficulté, les accouchemens dont les commencemens sont longs, sont ordinairement difficiles & laborieux ; cependant cela peut souffrir quelqu'exception dans les femmes timides & sans expérience, qui comptent trop-tôt le commencement de leur accouchement.

III. Tout est en action dans le fort du travail, & c'est-là ce qu'on doit appeller proprement l'accouchement. 1°. L'enfant s'agite vivement, la matrice se contracte avec force, le diaphragme & les muscles du bas-ventre poussent fortement en bas, les douleurs sont presque continuelles, les efforts répondent aux douleurs, & portent en bas sans relâche.

2°. Ces différentes causes réunies hâtent la dilatation de l'orifice de la matrice, qui s'ouvre enfin assez pour laisser passer la tête de l'enfant. Dès qu'elle est engagée jusqu'aux oreilles,

c'eſt-à-dire, dans toute l'étendue de ſa
groſſeur, on dit que l'enfant *eſt au paſſage.*

3°. Vers ce temps-là les eaux per-
cent, c'eſt-à-dire, que l'allongement
des enveloppes en forme de poche,
qui contenoit les eaux, ſe déchire, &
les laiſſe couler ; c'eſt ce qu'on appelle
les *premieres eaux.* Comme la tete de
l'enfant avance dans le paſſage, & que
les enveloppes qui y ſont engagées
n'avancent pas de même, les eaux contenues dans cette poche, à force d'être
preſſées par la tete de l'enfant, doivent déchirer la poche. Il convenoit
qu'elle ſe déchirât alors, pour ouvrir
un paſſage à l'enfant, qui ne doit pas
ſortir enfermé dans ces enveloppes,
ce qui rendroit ſa ſortie plus difficile,
& plus laborieuſe.

Il arrive pourtant quelquefois que
l'enfant ſort renfermé dans ſes enveloppes, (*a*) comme dans un ſac, ce
qui forme un gros pacquet informe,

(*a*) Thom. Bartholin, in Actis Hafnienſi-
bus, *Volum. II. Obſervat.* 35. *pag.* 93
Frederic Ruyſch. *Obſervat.* 11. *pag.*
18.

d'où il faut le retirer en déchirant les membranes, mais ce cas est rare, & n'arrive que quand l'accouchement est fort facile.

Il arrive plus souvent que l'enfant en sortant emporte sur la tête un lambeau de ses enveloppes, plus ou moins grand, ce qu'on appelle *naître coiffé*, en Latin (*b*) *galeatum nasci*, & qu'on regarde comme un bonheur. C'en est un en effet pour l'enfant dans le moment, car cela suppose toujours un accouchement facile & prompt, mais le bonheur ne va pas plus loin, & il y a long temps qu'on a dû se désabuser des idées, que l'on avoit sur ce sujet.

Le fort du travail n'est presque jamais le même. Quelquefois il est fort

(*d*) Solent pueri pileo insigniri naturali, quod obstetrices rapiunt, & Advocatis credulis vendunt; siquidem Causidici hoc juvari dicuntur. *Ælius Lampridius in vitâ Antonini Diadumeni.*

Lampride ajoute que l'Empereur Antonin, fils de Macrin, fut appellé *Diadumene* dans sa jeunesse, c'est-à-dire, *Couronné*, parce qu'il étoit né couvert d'une pareille coëffe en forme de Diadême, ce qu'on avoit regardé comme un présage de l'Empire, où il parvint.

court, & assez léger. Deux ou trois bons efforts suffisent pour l'accouchement, & tout est fait dans un quart d'heure; mais d'autres fois, il est long & laborieux. Il y a des femmes qui sont long-temps dans le plus fort travail, & dans le travail le plus continuel avant que d'être délivrées. Ces différences viennent quelquefois de la part de l'enfant, mais le plus souvent de celle de la mere.

IV. Quand l'enfant est au passage, l'accouchement est sur sa fin.

1°. Le premier effort & un effort même assez foible, fait sortir la tête, & pousse les épaules à la place. Dès que les épaules sont passées, le reste du corps, qui va en diminuant, sort, pour ainsi dire, de soi-même.

2°. Le délivre ou l'arriere-faix, ce qui comprend les enveloppes & le placenta, vient ordinairement avec l'enfant, parce que les efforts de l'accouchement, c'est-à-dire, les contractions de la matrice, ont détaché le placenta, ou du moins l'ont si fort ébranlé, qu'il suffit de le tirer doucement par le cordon pour le faire suivre.

3°. Dès que la tête de l'enfant est passée, comme le col ne remplit pas l'orifice de la matrice, les eaux qui restent encore dans l'amnios derriere l'enfant, commencent à s'échapper; mais elles ne s'échappent en entier qu'après la sortie des épaules. Ce sont-là les *secondes eaux*, ou pour mieux dire *les véritables eaux de l'accouchement*, dont la sortie impétueuse acheve d'entrainer l'enfant.

4°. Dans le même temps, l'humeur laiteuse, qui suinte des vaisseaux vermiculaires ou laiteux, s'échappe aussi entre la matrice & le chorion, toute pure, si le placenta tient encore à la matrice; ou mélée avec du sang, qui coule des veines cécales, si le placenta est détaché en tout ou en partie, & c'est-là ce qu'on appelle *Lochies* ou *Vuidanges*, lesquelles continuent de couler pendant quelques jours après l'accouchement.

Secundò. Dans chacun de ces différens périodes de l'accouchement, la Sage-femme a différentes observations à faire, & différens secours à donner.

I. Dans le prélude de l'accouchement

ment, 1°. Elle doit examiner l'état de
l'orifice de la matrice, pour juger s'il
commence à s'entre-ouvrir, & s'il en
coule déjà quelque humeur, d'où elle
puisse inférer si l'accouchement est prochain ou non.

2°. Elle doit juger si les douleurs
sont *vraies* ou *fausses*. Les douleurs
vraies prennent des reins & s'étendent
ordinairement au nombril, ce qui marque qu'elles partent du fond de la matrice, d'où elles se rabattent sur le col
& sur le vagin. Elles sont toujours accompagnées ou suivies d'une dilatation de l'orifice. Le défaut de l'une de
ces conditions, & à plus forte raison
le défaut de toutes les deux, est une
preuve que les douleurs sont fausses.

3°. Il faut reconnoître si les douleurs sont *efficaces* ou *inefficaces*. Les
douleurs *vraies* sont toujours efficaces, & annoncent un accouchement
prochain, quand elles sont vives,
promptes, fréquentes. Mais les douleurs *fausses* sont toujours inefficaces,
& doivent faire craindre un accouchement long & difficile, sur-tout si elles
sont foibles, lentes & rares.

D

4°. Mais en tout état, il faut que la Sage - femme paroiſſe tranquille, & qu'en raſſurant la femme en travail par ſes paroles, elle la raſſure en même-temps par ſa contenance.

II. Dans les progrès du travail, il faut examiner, 1°. ſi l'orifice de la matrice eſt plat, mince, mol, dilatable, & déjà aſſez ouvert ; ce qui annonce un accouchement facile.

2°. Si l'ouverture de cet orifice augmente de moment en moment, & aſſez vîte, ce qui promet un accouchement prompt.

3°. Si les eaux ſont larges & plates, & ſi de moment en moment elles s'élargiſſent & s'applatiſſent de plus en plus, ce qui fait voir les progrès de la dilatation de l'orifice de la matrice.

4°. Si l'enfant ſe préſente par la tête, dont on reconnoît la rondeur, ce qui aſſure que l'accouchement eſt naturel.

Dans ce période, la Sage - femme a peu de choſe à faire ; elle peut cependant aider un peu l'orifice à ſe dilater. Pour cet effet, elle y introduira deux doigts de la main droite, l'index

& le doigt du milieu, bien graissés de
beurre frais & appliqués l'un contre
l'autre. Elle les écartera ensuite doucement, & par ce moyen elle dilatera
l'ouverture de l'orifice, sur-tout si elle
répete cette opération en différens
sens, & en y introduisant les autres
doigts.

III. C'est dans le fort du travail
que la Sage-femme doit être principalement attentive.

1°. Elle continuera d'aider la dilatation de l'orifice de la matrice par les
moyens qu'on vient d'indiquer.

2°. Elle ordonnera à la femme en
travail de régler & de soutenir ses douleurs & ses efforts, c'est-à-dire, de
moins crier, de retenir la respiration,
de pousser en bas, & de persévérer
dans cet état le plus qu'elle pourra.

3°. Dès que l'enfant aura la tête engagée dans le passage, jusqu'aux oreilles, elle fera écouler les eaux, en rom-
pant les enveloppes ou la poche qu'elles forment. Ordinairement cette poche se déchire d'elle-même vers ce
temps-là comme on l'a dit, & il est
bon d'attendre qu'elle se déchire, à

moins qu'il ne fallût attendre long-
temps, & que cela fût un obstacle à la
sortie de l'enfant. En général, il faut
éviter de faire écouler les eaux trop
tôt, parce que l'accouchement qui se
fait à sec, est toujours difficile.

4°. Les enveloppes étant déchirées,
il est important de s'assurer encore de
la situation de l'enfant, si c'est la tête
qui se présente, si elle se présente
droite & la face en bas, si elle se présente seule ; on peut dans le concours
de ces conditions annoncer un accouchement naturel de la premiere espece. Si quelqu'une de ces conditions
manque, & à plus forte raison s'il
en manque plusieurs, on doit s'attendre à un accouchement contre nature,
ou au plus à un accouchement naturel
de la seconde espece.

5°. Quand la tête de l'enfant est au
passage, si quelque obstacle paroît l'arrêter, la Sage-femme introduira deux
doigts de chaque main bien graissés de
beurre à côté de la tête de l'enfant jusqu'aux oreilles, contre lesquelles elle
les appliquera, & alors à l'aide d'une
bonne douleur, elle l'attirera douce-

ment en la remuant un peu, à droite &
à gauche, pour donner la facilité aux
épaules de s'engager. Pour lors les
épaules une fois paſſées, l'enfant ſort
tout de ſuite, & l'accouchement eſt
bientôt fini.

6°. Quand l'enfant eſt ſorti, il ne
faut pas manquer d'examiner s'il n'y
en a point un autre, ou quelque mole.
Dans le premier cas, il faut aider à
l'accouchement de ce ſecond enfant,
& dans l'autre, il faut faire l'extraction
de la mole, de la maniere qu'on expliquera ci-après.

IV. Il reſte cependant encore à retirer le délivre. Pour cet effet, 1°. s'il
ne ſort pas de lui-même, la Sage-femme placera l'enfant de côté ſur ſes
genoux, le viſage tourné vers elle,
pour empécher que les vuidanges ne
l'étouffent au moment qu'il commence
de reſpirer, & elle tirera alors doucement le cordon, pour faciliter la
ſortie du délivre, qui viendra facilement s il eſt déja détaché, comme il
l'eſt le plus ſouvent. Que s'il tenoit
encore par quelque coin, elle le détachera en l'ébranlant doucement par

le moyen du cordon, & le tirant à foi obliquement, tantôt dans un fens, tantôt dans l'autre.

2°. Après la fortie du délivre, il faut avoir foin de bien examiner, s'il eft entier, ce qu'il eft facile de reconnoître. S'il ne l'étoit pas, il faudroit introduire fur le champ dans la matrice, avant qu'elle fe fermât, l'index de la main droite, bien graiffé, & s'en fervir comme d'une curette pour retirer ce qui pourroit y avoir refté, comme auffi les caillots de fang, s'il y en avoit.

3°. Que fi le placenta réfiftoit trop long-temps, elle coupera le cordon entre les deux nœuds, qu'elle y aura faits, comme on le dira ci-deffous, & après s'être débarraffée de l'enfant, qu'elle confiera à la garde, elle travaillera à détacher le placenta de la maniere qu'on l'expliquera dans la fuite.

Nous renvoyons auffi à deux Chapitres particuliers le détail de ce qu'il convient de faire, tant à l'accouchée quand elle eft délivrée, qu'à l'enfant quand il eft né.

CHAPITRE II.

De l'Accouchement naturel de la seconde espece, où l'enfant se présente par les pieds.

ON sera surpris sans doute de voir mettre l'accouchement par les pieds au nombre des accouchemens naturels : mais j'espere que la surprise cessera si l'on examine les raisons qui m'y ont déterminé , & dont je renvoye le détail au Chapitre qui suit. Je ne me propose de parler dans celui-ci, que des causes de cette situation de l'enfant ; des moyens de la reconnoî-tre ; & de la maniere d'accoucher l'en-fant, lorsqu'il se présente par les deux pieds , & qu'on s'est bien assuré par la disposition de ses pieds , qu'il a la face tournée en bas, ce qu'on doit regar-der comme autant de conditions essen-tielles à l'accouchement naturel de cet-te espece.

I. Au lieu de présenter la tête, l'en-fant ne présente les pieds , que parce qu'il n'a pas fait la culbute, ou du moins qu'il ne l'a pas faite comme il faut, ce qui peut venir de plusieurs causes.

1°. De la petitesse de la tête de l'enfant, dont le poids ne l'emporte pas assez sur le poids des pieds, pour faire faire à l'enfant la culbute complette.

2°. Du poids du bas - ventre dans un enfant hydropique, qui contre-balance assez le poids de la tête pour empêcher la culbute, ou pour la rendre du moins imparfaite.

3°. De la grosseur du corps de l'enfant, qui en remplissant trop la matrice, gêne les mouvemens de l'enfant, & lui ôte la liberté de faire la culbute ou de la faire comme il faut.

4°. De la petitesse de la matrice, qui ne s'étend pas assez, & qui ne donne pas assez de jeu à l'enfant pour faire la culbute librement & completement.

5°. De la présence de deux enfans gemeaux, qui en se pressant & se gênant l'un l'autre, nuisent à la liberté de leurs mouvemens.

6°. Enfin du défaut d'une quantité suffisante d'eau dans la cavité de l'amnios, pour suspendre l'enfant & lui donner la facilité d'exécuter la culbute.

A quoi il faut ajouter, 1°. la trop grande obliquité de la matrice penchée en devant, en derriere, ou sur les côtés, ce qui fait que quoique la culbute s'exécute, la tête de l'enfant au lieu de tomber sur l'orifice, tombe dans le côté de la matrice inclinée, qui est encore plus bas, & donne par - là moyen aux pieds de se présenter à l'orifice.

2°. Mille autres accidens fortuits, comme une chute, un faux pas, un saut même assez léger, une secousse un peu violente en voiture, &c. qui peuvent faire changer la premiere situation de l'enfant lequel étoit bien placé, & en mettre les pieds, où il avoit auparavant la tête.

II. Il est du devoir d'une Sage-femme instruite de reconnoître de bonne heure, & s'il se peut, dès le commencement du travail, si l'enfant se présente par les pieds, car cela doit servir à regler sa conduite.

D v

1°. On peut le conjecturer, même avant que la matrice s'ouvre, ou du moins avant qu'elle le soit affez pour y introduire le doigt, en ce que fon orifice qui s'avance dans le vagin, ne forme point une groffeur ronde, égale, & affez large, comme il arrive toujours, quand c'eft la tête de l'enfant qui fe pouffe en avant : mais forme au contraire une groffeur petite, inégale, anguleufe, telle que les pieds peuvent la préfenter.

On peut ajouter à cette conjecture, celle que fournit la nature des douleurs & des efforts, qui font toujours plus foibles, plus lents, plus languiffants, quand l'enfant fe préfente par les pieds, que quand il fe préfente par la tête. Dans cette derniere fituation, les pieds qui font dans le fond de la matrice, en trépignant & regimbant, follicitent des douleurs vives & fréquentes, & des efforts proportionnés, au lieu que quand les pieds font à l'orifice, la tête qui eft dans le fond, y demeure en repos, & n'y fait aucune impreffion, ou y en fait de très-foibles.

2°. On peut reconnoître d'une maniere plus fure que l'enfant fe préfente par les pieds , quand la matrice eft affez ouverte pour pouvoir y introduire un ou deux doigts, quand même les enveloppes ne feroient point encore déchirées , parce qu'on peut aifément à travers ces enveloppes, reconnoître les pieds & les diftinguer de toute autre partie. D'ailleurs les eaux qui s'avancent dans le vagin, font dans ce cas fort longues & étroites ; elles font fort *longues* , parce que l'orifice de la matrice ne pouvant pas être bouché exactement par les pieds, comme il l'eft par la tête, les eaux de l'amnios ont la liberté de s'écouler en grande quantité ; elles font *étroites* , parce que l'orifice fe dilatant peu & foiblement, la largeur des eaux , qui répond toujours à la dilatation de l'orifice , ne fçauroit être que très-petite.

3°. On ne peut fur cette matiere porter de jugement parfaitement certain , que quand les enveloppes font déchirées , & qu'on peut reconnoître les pieds à nud , & fans aucun entredeux. Mais il ne faut pas attendre

cette entiere certitude pour agir, &
dès que toutes les préfomptions fe
réuniffent à prouver que l'enfant fe
préfente par les pieds, il eft néceffaire,
fi fes enveloppes ne fe déchirent pas
d'elles-mémes, de les déchirer au plutôt pour prévenir les accidens, où
cette fituation expoferoit fi on l'abandonnoit à la feule nature. Il eft bien
vrai qu'on procure par-là l'écoulement, non feulement des premieres
eaux, qui pendent dans le vagin, mais
méme de celles qui font encore dans
la matrice, ce qui peut nuire à la facilité de l'accouchement, mais cet inconvénient doit céder à la néceffié qu'il
y a, de faire promptement ce qu'il
convient de faire dans cet accouchement, ce qu'on ne fçauroit exécuter,
que quand les enveloppes font déchirées, comme on va voir dans la fuite.
Il fuffit que les Sages-femmes foient
averties, que dès qu'on a pris ce parti,
il ne faut pas s'en rapporter aux feuls
efforts de la nature, comme on peut le
faire quand l'enfant fe préfente par la
tête, mais qu'il faut y aider, & exécuter cet accouchement le plus prompte-

ment qu'il se peut, afin de profiter de l'humidité qui reste dans les enve- loppes & dans le passage.

4°. Le secours que la Sage-femme peut donner dans ce premier état, se réduit à aider la dilatation de l'orifice de la matrice. Pour cet effet, elle doit introduire les doigts dans l'orifice, si cela se peut sans faire trop de violence après les avoir bien graissés ; mais si la matrice s'y refuse il faut tâcher de dilater doucement l'orifice avec un seul doigt, si on n'y en peut mettre qu'un, mais on y réussit beaucoup mieux dès qu'on peut y en introduire deux ou trois bien serrés, & même tous les cinq à la fois, parce qu'en les écartant peu à peu, on dilate à proportion l'orifice, & on le dilate en tous sens.

5°. Par ce moyen, on s'assure bientôt de la situation de l'enfant ; s'il présente les deux pieds c'est un avantage, mais dont il ne faut pourtant pas profiter, qu'après s'être assuré qu'ils sont tous les deux d'un même enfant. Car il est quelquefois arrivé qu'ils appartenoient à deux enfans différens, qu'on a tués en s'opiniâtrant à les accoucher tous les deux à la fois.

Pour cet effet, on examine ordinairement la conformation des doigts, & la fituation des deux pouces, d'où il eſt aiſé de juger qu'ils ſont, l'un un pied droit & l'autre un pied gauche, & d'où l'on croit pouvoir conclure qu'ils ſont tous les deux d'un même enfant, mais quelque forte que ſoit la préſomption qui en réſulte, on ne doit pas s'y fier dans un fait auſſi important. Il faut avant que de preſſer l'accouchement, être bien ſûr que les deux pieds tiennent au même tronc, & pour cela introduire la main bien graiſſée le long d'une des deux jambes & d'une des deux cuiſſes juſqu'à ce qu'on les trouve ſe réunir au même tronc.

6°. Que ſi au contraire l'enfant ne préſente qu'un pied, comme il arrive ſouvent, il faut ſonger à chercher celui qui manque, après avoir vû par l'examen de celui qu'on tient, ſi c'eſt le droit ou le gauche qui manque, pour pouvoir diriger la recherche qu'on en doit faire. On avoit accoutumé autrefois de commencer par s'aſſurer du pied qu'on tenoit, en y attachant d'une maniere lâche un ruban

b de fil. Cette précaution eſt peu en
uſage aujourd'hui , & il eſt vrai qu'elle
eſt peu néceſſaire , mais comme elle eſt
ſans aucun inconvénient , on ne ſçauroit blâmer les Sage-femmes qui l'em-
ploient.

La recherche du pied qui manque ,
n'eſt jamais fort difficile ; quelquefois
on ſent le genouil du pied égaré vis-à-
vis de l'orifice , & alors il eſt aiſé de
le ramener. D'autres fois le genouil &
le pied ſont un peu plus écartés , mais
en repliant le doigt , & cherchant autour de l'orifice , on les trouve , & on
les ramene. Enfin en cas de beſoin , on
fait gliſſer une main bien graiſſée le
long de la jambe & de la cuiſſe qu'on
tient , juſqu'à ſa réunion avec l'autre
cuiſſe , d'où en deſcendant on revient
à la jambe & au pied qui manquent.

Pour pouvoir ramener commodément le pied égaré , il eſt important
d'empêcher que celui qu'on tient ne
s'engage pas trop avant dans le paſſage , parce qu'alors il faudroit beaucoup plier la jambe & le pied qu'on
veut ramener , & qu'on pourroit les
caſſer. Pour l'ordinaire le mieux eſt de

repouſſer un peu l'enfant dans la matrice, ſi cela peut ſe faire ſans violence, ou en tout cas d'abaiſſer le haut du corps de la femme, & d'élever les feſſes par des carreaux, de telle maniere qu'il y ait de la pente de l'orifice au fond de la matrice, ce qui faiſant deſcendre la matrice dans le ventre, & l'enfant dans le fond de la matrice, donne toute la liberté dont on a beſoin pour ramener le pied ſans aucune violence.

Quand on tient les deux pieds l'un à côté de l'autre à l'entrée de l'orifice, ou méme au paſſage, il faut avant que d'aller plus loin s'aſſurer encore qu'ils appartiennent à un même enfant, & employer pour cela les moyens que l'on a indiqués ci-deſſus.

7°. Que ſi par malheur l'enfant ſe trouvoit engagé dans le paſſage par une ſeule jambe juſqu'à la cuiſſe, il faut néceſſairement le repouſſer dans la matrice, en abaiſſant le haut du corps, & en élevant les feſſes de la femme en travail, comme on l'a dit, afin de chercher & de ramener la jambe & le pied qui manquent, & mettre les choſes dans un état, où l'accouchement puisse s'exécuter. Je sçais qu'on prétend qu'il y a des enfans qui sont venus au monde dans cette situation. Si cela est, il a fallu que la cuisse égarée ait pû se plier en devant ; mais outre qu'on n'est jamais sûr de cette flexibilité de la cuisse de l'enfant, c'est dans tous les cas une très-grande imprudence, que de laisser avancer un pareil accouchement.

III. Dès qu'on tient une fois les deux pieds, & qu'on s'est assuré qu'ils appartiennent au même enfant, l'accouchement est fort avancé.

1°. On n'a plus qu'à profiter des efforts que la femme se commande, car dans cet accouchement il n'y en a presque point d'autres, comme on l'a dit, & tirer doucement & peu à peu l'enfant jusqu'aux fesses, ce qui est ordinairement très-facile. Pour cela on empoigne les jambes & puis les cuisses de l'enfant, mais comme elles sont fort glaireuses & que les mains graissées glissent dessus, il faut les envelopper de petites compresses de linge souple & sec.

2°. Lorsqu'on a tiré l'enfant juſqu'aux feſſes, il faut voir s'il vient la face & le ventre en bas, ou en haut; ce qu'on reconnoît aiſément par la ſituation des doigts & des talons.

S'il vient la face & le ventre en bas, tant mieux, c'eſt la poſture où on le ſouhaite; mais il vient ordinairement dans une ſituation contraire, à cauſe qu'il n'a pas pû faire une culbute régu- liere, & alors il faut ſonger à le mettre dans la ſituation où il doit être pour la facilité de l'accouchement.

3°. Pour cet effet, il faut avancer la main droite à plat ſous ſes reins, & à meſure que l'enfant ſort, ou qu'on le tire de l'autre main, travailler douce- ment à le retourner. On y réuſſit aiſé- ment dans les enfans en vie, parce que le corps a de la fermeté; mais la choſe eſt plus difficile dans un enfant mort, dont le corps n'a point de reſſort, ſur - tout à l'égard du col, qui ne ſuit pas le mouvement qu'on tâche de lui donner.

4°. Dès que l'enfant eſt retourné, on n'a plus qu'à preſſer l'accouche- ment, mais ſans précipitation. On cherchoit autrefois, l'un après l'autre, les bras pour les placer sur les côtés. On s'est déterminé ensuite à n'en ramener qu'un, & à laisser l'autre étendu sur la tête, où il sert à empêcher qu'elle ne s'accroche au passage. A présent on les y laisse tous les deux, & c'est le parti le meilleur, l'accouchement n'est pas plus difficile, & c'est le moyen le plus sûr d'empêcher que la tête ne soit arrétée au passage.

5°. Cependant comme avec cette précaution même, il est toujours à craindre que la tête ne s'accroche, parce que l'orifice commence à se resserrer, dès que les épaules sont passées, il faut quand l'enfant est engagé jusqu'aux épaules, exhorter la mere à faire un grand effort, & à le soutenir le plus long-temps qu'elle pourra, & profiter de cet effort pour faire passer les épaules, & faire que la tête en prenne sur le champ la place, sans donner à l'orifice le temps de se resserrer.

6°. Que si malgré cette attention la tête de l'enfant s'arrétoit au passage, il faut sans tirer, la dégager peu à peu,

tantôt d'un côté & tantôt de l'autre ;
en ordonnant à la mere de faire des
efforts, & même de prendre quelque
fternutatoire pour éternuer, mais il
faut bien fe garder de mettre le doigt
dans la bouche de l'enfant pour en
tirer la tête, parce que cela n'aboutit
ordinairement qu'à lui difloquer la
mâchoire inférieure.

7°. Enfin, quand l'enfant eft forti,
on fe conduit à l'égard de la mere &
de l'enfant, de la maniere qu'on dira
ci-après dans un Chapitre particulier.

CHAPITRE III.

Parallele de l'accouchement qui fe fait par la tête, & de celui qui fe fait par les pieds.

I. LEs Anciens ont cru prefque
tous, qu'il n'y avoit point d'autre accouchement naturel, que celui qui fe
fait par la tête, & par conféquent ils
ont regardé l'accouchement par les
pieds, comme un accouchement contre nature.

La décision d'Hippocrate est claire. « Si une femme (a), *dit-il*, est
» long - temps en travail, c'est une
» marque presque sûre que l'enfant se
» présente de travers, ou par les pieds,
» il vaudroit bien mieux qu'il se pré-
» sentât par la tête ». *Si parturiendi
dolores detineant, diùque in enitendo
laboret, is transversus aut in pedes ferè
exit, in caput autem prodire præstiterit.*
Il ajoûte quelques lignes plus bas,
que « l'accouchement est difficile &
» fâcheux, quand l'enfant se présente
» par les pieds, & ordinairement fu-
» neste à la mere ou à l'enfant, & sou-
» vent à tous les deux » *Grave est, si
in pedes prodeat, & plerumque matres
aut puelli, aut ambo etiam perierunt.*

Aristote (b) parle de même en plus
d'un endroit de son Histoire des Animaux, de même que Galien (c), mais
Pline (d) est encore plus décidé : «L'ac-

____

(a) De Morbis Muliebribus, *Lib. I. textu*
50.
   (b) Histor. Animal. *Lib. VII. Cap.* 10. &
13.
   (c) De Usu partium, *Libr. XV. Cap.* 7.
   (d) Histor. Naturalis, *Lib. VII. Cap.* 8.

» couchement , *dit-il ,* où l'enfant fe
» préfente par les pieds , eſt contre
» nature, d'où vient , *continue-t-il ,*
» qu'on appelle ceux qui naiſſent ainſi,
» *Agrippa*, ce qui exprime en latin la
» difficulté de leur accouchement ».
*In pedes procedere naſcentem contra na-
turam eſt, quo argumento eos appellavere
Agrippas, ut ægre partos.* A quoi l'on
peut ajoûter, qu'en faiſant alluſion à
la maniere dont on porte les morts
en terre, il (e) établit comme une maxime reçue , que « l'ordre de la nature
» eſt d'entrer dans le monde par la tê-
» te, & la coutume d'en ſortir par les
» pieds ». *Ritus naturæ capite homi-
nem gigni , mos eſt pedibus efferri.*

Après de pareilles autorités, il ne
faut pas demander quel a été le ſen-
timent des Médecins qui ont vécu depuis. Ils ſe ſont accordés comme à
l'envi, à regarder comme funeſte tout
accouchement par les pieds , & cette
opinion eſt ſi généralement établie,
qu'encore à préſent il n'eſt preſque
perſonne qui ne déplore le ſort d'une

____

(e) *Ubi ſuprà.*

femme en travail, dont l'enfant se présente par les pieds.

Il y a eu pourtant entre les Anciens
des Médecins, qui loin de condamner
l'accouchement par les pieds, l'ont
approuvé; & ont même conseillé de
ramener à cet accouchement toutes
les mauvaises situations, où l'enfant se
présente par quelque autre partie que
par la tête. On peut comprendre dans
ce nombre, Celse, Aëtius, Paul-d'E-
gine, Avicenne & plusieurs autres, sur
quoi on pourra voir ce qu'on a dit sur
ce sujet, dans l'*Histoire sommaire de
l'Art d'accoucher.*

Il y a eu même depuis quelque temps
des Médecins assez instruits, pour connoître que l'accouchement par les
pieds étoit facile, & même naturel, &
assez courageux pour le dire. Dolé (*f*)
est un des premiers que je connoisse,
qui ait osé l'avancer, en quoi il a été
suivi par (*g*) Govey, & même par (*h*)

(*f*) Encyclopæd. Medic. *Lib. V. Cap.* 7.
pag. m. 673.
(*g*) De Generatione fœtûs, *pag.* 104. *&*
seqq.
(*h*) *Annotationes in Hypotheses Goveyanas.*

Daniel Hoffman, & par la foule des
Chirurgiens accoucheurs, qui ont tous
mis en pratique cet accouchement
dans tous les cas, où la mauvaise situation de l'enfant rendoit tout autre accouchement difficile, ou impossible.

Je cite ces Auteurs avec complaisance, parce qu'ils m'épargnent la pei-
d'être le premier à avancer ce para-
doxe, mais je sens bien que je l'aurois
avancé, quand même j'aurois été le
premier, parce que je suis fermement
persuadé qu'à choses égales, l'accouchement par les pieds est moins douloureux, plus court, plus facile, &
aussi sûr que celui qui se fait par la tête, & mérite par conséquent de tenir
au moins le second rang entre les accouchemens naturels. J'espere même
qu'on se rendra à ce sentiment, si l'on
veut bien examiner & peser les avantages & les désavantages réciproques
de ces deux espèces d'accouchement.

II. Les avantages qu'on ne peut pas
refuser à l'accouchement par la tête,
sont très-grands, & il n'y a pas lieu
de s'étonner qu'on les ait crus décisifs.

1°. Le sommet de la tête est une
espéce

espèce de bélier, plus propre à ouvrir l'orifice de la matrice, que les
pieds.

2°. Quand l'enfant se présente par
la tête, il peut se roidir sur les pieds,
ce qui hâte la dilatation de l'orifice,
au lieu que ce secours manque dans
l'accouchement par les pieds.

3°. Dès que la tête s'est fait jour,
& qu'elle est passée, le reste du corps
de l'enfant passe tout de suite, & sans
aucune peine, parce que le contour
des autres parties, même celui des épaules, est moins grand dans les enfans,
ou du moins n'est pas plus grand que
celui de la tête. Mais c'est tout le
contraire dans l'accouchement par les
pieds, où l'on ne tient rien, quoique
les pieds soient sortis, & où tout le
gros du corps reste à passer.

4°. Dans l'accouchement par la tête, il n'y a aucun danger que la tête
reste au passage, & se sépare jamais du
reste du corps; au lieu que ce danger est très-grand dans l'accouchement
par les pieds, sur-tout quand l'enfant
est mort.

5°. La plus grande partie des eaux

font retenues dans la matrice dans l'accouchement par la tête, parce que son sommet qui bouche exactement l'orifice de la matrice, leur ferme l'issue. Par ce moyen, elles empêchent la matrice de se resserrer, elles entretiennent l'humidité & la flexibilité des enveloppes, & en s'écoulant peu à peu, elles servent à lubréfier le passage, & à faciliter la sortie de l'enfant. Tous ces avantages manquent dans l'accouchement par les pieds, où les eaux s'échappent d'abord presque toutes, parce que les pieds ni les jambes de l'enfant ne peuvent point boucher l'orifice de la matrice.

6°. Quand l'enfant se présente par la tête, les pieds en trépignant dans le fond de la matrice y font des impressions vives, ce qui excite les efforts nécessaires pour faire sortir l'enfant ; au lieu que dans l'accouchement par les pieds, la tête ne fait point d'impressions, ou en fait de très-foibles, d'où vient que dans cet accouchement les efforts manquent.

7°. Enfin, quand l'enfant se présente par la tête, il a presque toujours

la face en bas , parce que c'eſt la poſture que la culbute réguliere doit lui
donner. Au contraire , il l'a preſque
toujours en haut , lorſqu'il ſe préſente
par les pieds, parce qu'alors , ou il ne
s'eſt point fait de culbute , ou elle ne
s'eſt faite que très-irrégulierement.

III. L ᴇ s avantages qu'a l'accouchement par les pieds ſur celui qui
ſe fait par la tête , ſont moins nom-
breux, mais ils ſont de plus grande
conſéquence.

1°. Dans cet accouchement , la matrice s'ouvre par dégré, & l'enfant en
ſe préſentant par les pieds , & avançant dans cette ſituation , fait une eſpece de coin, dont la groſſeur augmente peu à peu, ce qui produit dans
la matrice une dilatation graduelle , &
preſque inſenſible pour chaque moment ; au lieu que dans l'accouchement par la tête, il faut que la dilatation de cet orifice ſoit portée tout d'un
coup au plus haut point où elle doive
atteindre.

2°. Dans l'accouchement par les
pieds, on n'eſt jamais embarraſſé , ni
de l'obliquité de l'enfant qui ſe pré-

fente, ni de l'obliquité de la matrice qui le contient, parce que dès qu'on tient les pieds, il eſt facile de redreſſer le corps de l'enfant, & en le redreſſant de redreſſer la matrice elle-même. Ces ſecours manquent dans les accouchemens par la tête, où l'on n'a preſque aucun moyen de corriger l'obliquité de la matrice & de l'enfant, & où par conſéquent ces ſituations vicieuſes deviennent ſouvent funeſtes, comme on le verra dans la ſuite.

3°. Enfin, ce n'eſt que dans l'accouchement par les pieds, qu'en empoignant les pieds, & enſuite les jambes de l'enfant, on a une priſe pour le tirer, le retourner & le diriger, & par ce moyen aider les femmes en travail, faciliter l'accouchement, & remédier à une grande partie des inconvéniens; ce qui manque abſolument dans l'accouchement par la tête, où la Sagefemme reſte oiſive, & ne peut être d'aucun ſecours, ſi l'on excepte les tentatives qu'elle fait pour aider à la dilatation de l'orifice.

Ainſi tout conſidéré, on a eu raiſon de dire, 1°. Que l'accouchement par les pieds étoit moins douloureux, parce que la tête qui occupe alors le fond de la matrice, n'y fait point d'impresſions, ou y en fait de très-foibles.

2°. Qu'il étoit plus facile, en ce que l'orifice de la matrice ne ſe dilate que par dégrés & d'une maniere inſenſible, & que la Sage-femme en tirant doucement l'enfant par les pieds & par les jambes, y aide efficacement.

3°. Qu'il étoit plus prompt, parce qu'il eſt plus aiſé de procurer cette dilatation graduelle de l'orifice de la matrice, que de parvenir à le dilater tout d'un coup juſqu'à ſon dernier dégré, ſans compter que la Sage-femme aide de ſon côté à cette dilatation, en tirant à ſoi doucement l'enfant.

4°. Enfin qu'il étoit auſſi ſûr; ce qui ſuit des trois propoſitions précédentes, & ne ſouffre d'autre difficulté que celle qui peut venir du danger qu'il y a que la tête ne s'arrête au paſſage. Mais ce danger eſt extrémement diminué, depuis qu'on a pris le parti de laiſſer les deux bras de l'enfant étendus le long de la tête, ſur-tout quand on a ſoin de retourner l'enfant la face en

E iij

bas , & de ne -l'accoucher que dans
cette fituation , parce qu'alors le menton ne peut pas s'accrocher aux os du
pubis , & qu'il paffe fans peine par la
courbure de l'os facrum. Après tout,
le danger qu'il peut y avoir que la tête
de l'enfant ne s'arrête au paffage, quand
on l'accouche par les pieds , n'arrive
prefque jamais que dans les accouchemens des enfans morts ; & alors il ne
faut pas reprocher cet accident à l'accouchement par les pieds , car ce n'eft
pas par choix qu'on le pratique, mais
par pure néceffité , n'y ayant point
d'autre moyen de délivrer la mere.

On peut donc conclure 1°. que loin
de s'allarmer , comme on faifoit autrefois , & comme on fait encore dans les
provinces , quand un enfant fe préfente par les pieds, on doit regarder
cet accouchement comme avantageux,
quand il eft conduit par une Sage-femme , qui fçait prendre fes précautions
pour la fortie facile de la tête , telles
qu'on les a expofées dans le Chapitre
précédent.

2°. Que c'eft à cet accouchement
qu'il faut ramener, fans héfiter, tous les

enfans qui se présentent par les épaules, les mains, le dos, le ventre, les fesses &c. sans s'amuser, comme autrefois à les ramener par la tête, ce qui est toujours très-difficile, pour ne pas dire souvent impossible.

3°. Qu'il faut se déterminer même à y ramener les enfans qui se présentent obliquement par la tête, soit par leur faute, soit par celle de la matrice, quand on a travaillé envain pendant quelque temps à les redresser. Sur quoi la Sage-femme ne sçauroit avoir trop d'attention à prendre son parti de bonne-heure, & avant que la mere & l'enfant soient épuisés de travail, & le dedans des enveloppes desséché par l'écoulement des eaux.

4°. Enfin, que tous ces avantages suffisent pour faire regarder l'accouchement par les pieds, comme un accouchement naturel, du moins de la seconde espéce.

CHAPITRE IV.

De la maniere de conduire les femmes nouvellement accouchées.

LE devoir des Sages-femmes à l'égard des femmes accouchées, se réduit principalement,

1º. A la conduite qu'elles doivent tenir le premier jour de l'accouchement,

2º. A ce qu'elles doivent faire les jours suivants,

3º. Aux moyens qu'elles doivent employer pour faire évader le lait.

I. Dés que la femme est délivrée de l'enfant & de l'arriere-faix, la Sage-femme doit mettre à l'entrée de la vulve un linge chaud, & médiocrement pressé, pour empêcher que l'air froid n'offense l'intérieur de la matrice.

Ensuite si l'accouchement s'est fait sur une chaise longue, elle doit faire porter l'accouchée dans son lit, après

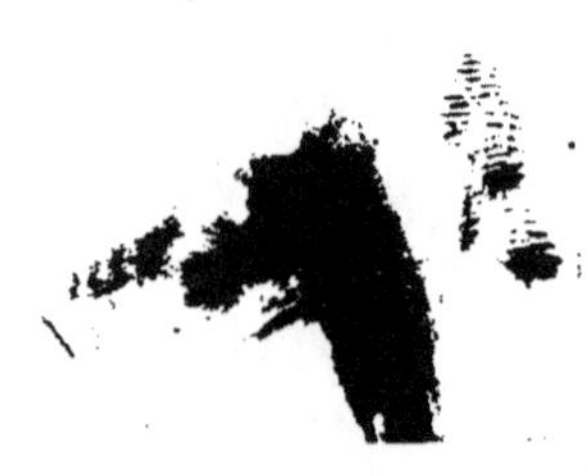

l'avoir fait garnir d'un drap plié en plusieurs doubles.

Il faut alors, après avoir placé le bassin ordinaire des accouchées, les exhorter à pisser, ce qu'elles font quelquefois sans aucune peine ; mais ce qu'elles ont quelquefois assez de peine à faire, quand la vulve est gonflée, & qu'elle étrangle l'extrémité de l'urethre.

Dans ce cas, & même dans tout autre, pour relâcher les lévres de la vulve & l'entrée du vagin, il faut appliquer sur la vulve un cataplasme fait avec un ou deux œufs battus avec de l'huile d'amandes douces, & médiocrement cuits au bain-marie, en forme d'omelette, ce qu'on peut renouveller quatre ou cinq heures après, si on le juge à propos.

On donne ordinairement aux nouvelles accouchées deux onces d'huile d'amandes douces, & un once de syrop de capillaire battus ensemble pour modérer la colique.

On peut aussi, si l'on veut, donner à la place un bon bouillon, sur-tout quand l'accouchement a été long.

Enfin après que la matrice s'est dé-

E v

gorgée pendant quelques heures, on
ac.ommode le ventre de l'accouchée,
on met une ou deux compresses quar-
rées ou triangulaires sur le corps de la
matrice, on place des deux côtés deux
compresses étroites & longues, & on
contient le tout avec une alèse médiocrement serrée ; mais on ne met qu'un
simple chauffoir sur la partie.

II. Les jours suivans il faut observer la quantité & la qualité des *vuidanges* ou *lochies*, c'est-à-dire, de l'é-
coulement qui suit l'accouchement.

Ces lochies ou vuidanges viennent
de deux sortes de vaisseaux de la matrice. Les *uns* sont les veines *cécales*,
ou appendices *veineuses*, qui pendant
la grossesse, s'abouchoient dans les
cellules du placenta, & y déposoient
le sang nécessaire pour la nourriture du
fétus, mais qui depuis l'accouchement, le versent dans la cavité de la
matrice. Les *autres* sont les vaisseaux
laiteux ou *vermiculaires*, qui laissent
passer pendant la grossesse dans les cellules du placenta un lait destiné à
nourrir le fétus, mais qui après l'accouchement, le laissent s'écouler dans

la matrice même. Quoiqu'il y ait dans ces lochies une affez grande quantité de lait, comme on vient de le dire, on ne fçauroit l'y diftinguer au commencement, parce que le fang y eft plus abondant, & qu'il teint en rouge le lait même qui s'y trouve mélé.

Cet écoulement des lochies ou vuidanges commence à diminuer d'abord après l'accouchement par deux caufes qui agiffent à la fois. L'*une*, que la matrice commence dès ce moment à fe refferrer par le reffort de fes fibres, & qu'en fe refferrant, elle refferre les orifices des veines cécales, ou appendices veineufes, & des vaiffeaux laiteux ; l'*autre*, que les orifices de ces veines & de ces vaiffeaux fe refferrent d'eux-mêmes par le reffort particulier de leurs tuniques.

La première de ces deux caufes agit également fur les orifices, tant des veines cécales ou appendices veineufes, que des vaiffeaux laiteux ; mais la feconde eft plus forte dans les orifices des vaiffeaux fanguins, qui ont plus d'élafticité, que dans ceux des vaiffeaux laiteux, ce qui fait que les

orifices des vaiſſeaux ſanguins ſont plutôt fermés & plus exactement fermés
que ceux des vaiſſeaux laiteux. De-là
vient que l'écoulement de ſang diminue vîte après l'accouchement, & ceſſe
preſque tout-à-fait vers le quatrieme
ou le cinquieme jour des couches, &
quelquefois même dès le troiſieme jour.

A meſure que l'écoulement de ſang
diminue, les lochies ou vuidanges
laiteuſes deviennent moins rouges, &
elles deviennent entierement blanches
& laiteuſes, dès que le ſang ceſſe de
couler. Elles durent aſſez long-temps
dans cet état, à cauſe que les orifices
des vaiſſeaux laiteux qui les fourniſſent, ont moins de reſſort, & ont à
proportion moins de facilité à ſe reſſerrer & à ſe fermer. Cependant cet
écoulement commence à diminuer dès
le ſecond ou le troiſieme jour. Il diminue encore davantage vers le quatrieme ou cinquieme jour, quand le
lait a pris ſon cours, mais il ne ceſſe
tout-à-fait que vers le vingt ou vingt-
cinquieme jour, & même quelquefois
il dure juſqu'au cinquantieme jour, ce
qui dépend du plus ou du moins de

nourriture qu'on permet aux accouchées, & sur-tout du plus ou du moins de ressort de la matrice, ou des vaisseaux laiteux.

Souvent les femmes rendent avec les vuidanges, sur-tout avec les vuidanges en blanc ou laiteuses, des humeurs ou des matieres étrangeres, comme des glaires, qui se détachent des parois de la matrice dans les femmes pituiteuses ; du pus qui vient de quelque abscès, ou de quelque exulcération cachée ; des morceaux du placenta ou de l'arriere-faix, qui avoient resté dans la matrice, &c. sur quoi il est important que les Sages - femmes consultent le Médecin de la malade.

Pour juger de la quantité des vuidanges, il faut que la Sage - femme, ou du moins la garde, à qui on abandonne presque toujours ce soin, change souvent de chauffoir, sur - tout les premiers jours ; car dans la suite on se réduit à n'en changer que deux fois par jour, ce qui suffit dans les cas ordinaires.

En changeant de chauffoir, il faut avoir soin d'étuver soir & matin la

partie & toute la vulve avec de la décoction d'orge tiede, ou feule ou mê-
lée avec un peu de lait de vache, ou
ce qui eft plus ordinaire avec une légere décoction de graine de lin & de
cerfeuil, où l'on peut méme ajouter
un peu de miel rofat, s'il y avoit quelque gerçure dans les levres. Dans la
fuite, quand les vuidanges commencent à ceffer, on employe une décoction légerement aftringente, pour raf-
fermir le reffort des parties, faite
avec les rofes de Provins, le plantain,
l'argentine, & méme fi on le juge à
propos, l'écorce de grenade.

A mefure que l'accouchée n'a pas le ventre libre, on lui donnera tous les jours un
ou deux lavemens avec la décoction
des feuilles d'armoife & de matricaire,
& des fleurs de mélilot, où l'on ajoutera de l'huile d'amandes douces ou du
beurre frais.

A mefure que la matrice fe refferre
& fe rapetiffe, on doit auffi refferrer
l'alèfe, qu'on tient autour du ventre
pour le contenir, afin de refferrer à
proportion les tégumens du bas-ventre & de prévenir ou du moins de di-

minuer les rides, que les groſſeſſes ont accoutumé de laiſſer.

Enfin après les 40 ou 50 jours, c'eſt-à-dire, quand l'écoulement des vuidanges eſt entierement ceſſé, on purge avec une médecine médiocre & on fait prendre enſuite le bain.

III. Aprés tout, la principale attention des Sages-femmes prudentes doit regarder la fievre de lait, & les ſuites de cette fievre ; c'eſt à tort qu'elles négligent ſouvent un devoir ſi important, & qu'elles abandonnent à de ſimples gardes un ſoin, qui demanderoit ſouvent toute l'habileté d'un Médecin. Pour fixer la conduite que l'on doit tenir dans ce cas, il faut entrer dans un aſſez grand détail, & reprendre les choſes de plus loin.

1°. On vient de voir qu'après l'accouchement les orifices des vaiſſeaux laiteux verſent en plein dans la cavité de la matrice le lait dont ils regorgent, ce qui continue aſſez abondamment juſque vers la fin du ſecond jour, ou le commencement du troiſieme. Mais alors cet écoulement laiteux commence à diminuer conſidérablement, foit parce que la matrice en fe refferrant, refferre les orifices des vaiffeaux qui le fourniffent, foit parce que ces orifices fe refferrent d'eux-mêmes par leur propre reffort, comme on l'a déjà remarqué.

2°. Il faut donc que le lait utérin, qui n'a plus cette iffue auffi libre qu'auparavant, regorge dans le fang, & qu'il foit enfin forcé de fe joindre au lait des mammelles, avec lequel il a l'affinité la plus grande, ou pour mieux dire, dont il ne differe point; & c'eft là la caufe de la fievre de lait, qui furvient aux accouchées le fecond ou le troifieme jour des couches ; & des fymptômes, qui accompagnent cette fievre. Alors le lait fe porte tout d'un coup & abondamment dans les véficules mammaires, & les gonfle à un tel point qu'elles compriment les veines qui font auprès, & forcent le fang à y croupir. C'eft à la réunion de ces deux caufes, qu'il faut attribuer la tenfion douloureufe, le gonflement, & la chaleur tant des mammelles, où le lait s'accumule, que des glandes axillaires, où le lait des mammelles va fe

rendre ; de même que les cordes dou-
loureuſes, qui s'étendent des mammelles juſques à ces glandes, & qui ſont
formées par le gonflement des vaiſſeaux lymphatiques deſtinés à y tranſ-
porter le lait. Dans cet état le dehors
de la poitrine eſt tendu & preſſé, la
reſpiration eſt gênée & entrecoupée,
l'impreſſion de la douleur ſe fait ſentir
juſqu'au derriere des épaules, & les
malades ſont obligées de tenir les
bras écartés pour ne pas comprimer
les glandes axillaires, qui ſont doulou-
reuſes.

3°. Ce n'eſt pas même tout ; le lait
en croupiſſant plus long-temps dans
le ſang, s'y aigrit, & par-là devient
propre à l'épaiſſir, ce qui donne lieu
à un friſſon plus ou moins fort, mais
preſque toujours marqué par la con-
centration du pouls, la pâleur du viſage & des ongles, la criſpation con-
vulſive de la peau, le claquement des
dents, &c. Ce friſſon dure quelquefois
deux heures de la même force, & d'autres fois il diſparoit preſque dans l'inſ-
tant ; mais il eſt toujours ſuivi d'un
accès de fievre, plus ou moins grand

à proportion du friſſon qui a précédé, de même que dans les fievres intermittentes. Cet accès, après avoir duré quinze ou vingt heures, & quelquefois même un jour, ou un jour & demi, ſe termine enfin de la même maniere que les accès de la fievre intermittente, par des ſueurs abondantes, à moins que le concours de quelques cauſes particulieres ne change cette fievre paſſagere & éphemere en fievre continue.

4°. Ces accidens & la fievre qui les accompagne, varient par pluſieurs raiſons.

Suivant que la nourriture qu'on accorde aux femmes accouchées, eſt plus ou moins forte, & fournit plus ou moins de chyle, ou qu'elle fournit un chyle plus ou moins épais.

Suivant que les véſicules mammaires ſont plus étroites, comme dans le premier ou ſecond accouchement, ou qu'elles ſont plus dilatées, comme dans les accouchemens ſubſéquens.

Suivant que la matrice ſe reſſerre plus ou moins vîte, & que les vaiſſeaux laiteux ſe ferment plus ou moins exactement.

Enfin suivant que le lait s'échappe plus ou moins abondamment par les bouts du sein.

5°. Cette derniere réflexion , qui est confirmée tous les jours par l'expérience, fait aisément comprendre que la fievre de lait , & les suites qu'elle attire , étoient autrefois beaucoup moins fâcheuses , quand on étoit dans l'usage , dès que le lait commençoit à monter , de faire teter les femmes accouchées par des personnes accoutumées à cet emploi, Par là , on fournissoit au lait qui abordoit , une issue facile ; on diminuoit le gonflement douloureux des mammelles , des glandes axillaires , des cordes qui vont des mammelles à ces glandes ; on déroboit une partie du lait qui croupissoit dans le sang ; on diminuoit la cause de la fievre , & la fievre elle - même ; enfin on prévenoit les dépots de lait , qui sont aujourd'hui si fréquens & si dangereux.

6°. Malheureusement, cet usage est proscrit aujourd'hui , parce qu'on s'imagine qu'il est préjudiciable à la conservation de la beauté & de la fermeté de la gorge. Cette raifon qui dans le fond n'eft, peut-être pas auffi vraie qu'on le croit, a prévalu à un tel point, qu'il n'eft plus aucune femme, qui fuive l'ancienne pratique. Elles veulent toutes faire *évader* leur lait, c'eft-à-dire, obliger tout celui qui ne s'échappe pas par les bouts, à paffer des mammelles dans les glandes des aiffelles.

Pour cet effet, dès le lendemain de la couche, on couvre le fein de l'accouchée de coton charpi au niveau des mammelles, & on applique deffus des compreffes, qu'on tient affujetties & ferrées par une ferviette qui entoure la poitrine, ce qu'on continue jufqu'à ce que la fievre de lait foit ceffée.

Dans cet état, il ne peut paffer dans les mammelles, que peu du lait qui eft dans le fang, parce qu'elles font fortement preffées; & le peu qui y paffe, loin d'être vuidé par la fuccion, ne peut pas même s'écouler par les mammelons, qui font eux - mêmes comprimés. Il faut donc qu'il paffe des véficules mammaires dans les glandes des aiſſelles , & de ces glandes dans la ſouclaviere gauche , où il ſe reméle avec le ſang. Ainſi tout le lait des couches reſte dans le ſang , ou parce qu'il y eſt retenu , ou parce qu'il y eſt remélé , & l'on a grande peine de l'en évacuer par les ſueurs , par les urines , & par les ſelles , ce qui fait toujours craindre que cette pratique n'aboutiſſe à quelque dépôt , ce qui n'eſt que trop ordinaire.

IV QUELQUE blâmable que ſoit cette nouvelle pratique , comme on eſt forcé de s'y préter , il eſt néceſſaire d'être inſtruit des moyens qu'on doit employer pour en prévenir les mauvaiſes ſuites , autant qu'on le peut.

1°. Tant que le friſſon dure , il faut couvrir la malade , & même la réchauffer avec des ſerviettes , évitant de lui donner aucune boiſſon , quelque ſoif qu'elle reſſente , parce que l'expérience a appris que cette complaiſance ne ſert qu'à rendre le friſſon plus fort & plus long.

2°. Dès que le chaud commence à ſe déclarer , on doit faire une embrocation ſur le ſein , & ſur les deux aiſſelles avec l'huile rofat récente , ou l'huile d'amandes douces , afin de relâcher ces parties , & de les mettre en état de pouvoir fe gonfler avec moins de douleur.

3°. On doit enfuite couvrir le fein & les aiffelles avec du coton charpi , qu'on tient en place par des compreffes fimples de linge à demi-ufé, afin d'entretenir dans le lait qui s'y accumule une chaleur conftante & égale, qui l'empêche de s'y grumeler.

4°. Il faut affujettir cet appareil avec un mouchoir ou une ferviette fouple, qu'on ferre un peu afin de modérer le trop grand gonflement de ces parties , en prenant garde de ne pas trop comprimer le fein.

5°. Dans cet état, on ne fçauroit trop répéter l'ufage des lavemens avec la décoction d'armoife , de matricaire, de mélilot , où l'on ajoute fi l'on veut, de l'huile d'amandes douces , ou de l'huile d'olives. Par ce moyen , on fait couler par les felles une partie du lait, dont le fang fe trouve furchargé.

6°. On doit auffi faire boire largement d'une ptifanne tiede , ou du moins dégourdie , faite avec l'infusion des capillaires , ou la décoction de racine de roseau , afin de provoquer les sueurs ou les urines , & d'évacuer par l'une ou par l'autre de ces voies une partie du lait.

7°. Il seroit bon , si l'on pouvoit le persuader aux femmes accouchées , de les tenir au bouillon depuis l'accouchement jusqu'après la fievre de lait , afin de diminuer la quantité de lait qu'elles doivent avoir; mais du moins faut-il leur faire observer un régime sévere , & ne leur donner que des bouillons légers , tant que la fievre de lait dure. On pourra , quand elle sera cessée, leur donner des bouillons plus forts, & même quelque potage , mais il ne faut leur permettre l'usage de la viande que le neuviéme ou dixieme jour.

8°. Enfin si la fievre de lait duroit plus de 30 ou 40 heures , ou qu'elle fût accompagnée de quelque accident plus fâcheux , comme le délire , le dévoiement, les convulsions, l'inflammation de la poitrine , &c. il faut conseiller d'appeller un Médecin , & lui remettre le soin de la malade.

CHAPITRE V.

Conduite qu'on doit tenir à l'égard de l'enfant nouveau né.

LE foin qu'on doit avoir de l'enfant qui vient de naître, & qui entre dans un genre de vie tout nouveau, renferme un affez grand détail.

I. IL faut lier le cordon ombilical. Pour cela prendre un fil de chanvre plié en cinq ou fix bouts, & de la longueur d'un quart d'aune, noué aux deux extrémités pour tenir affujettis les fils feparés.

En lier le cordon à un pouce ou à deux travers de doigt du nombril, avec un fimple tour, que l'on arrêtera d'un double nœud ; retourner le fil, & faire fur le derriere un fecond double nœud.

Couper le refte du cordon à un bon pouce ou un pouce & demi de la ligature, & le couper fans crainte, car l'enfant n'en fent rien.

Avoir foin de ferrer raifonnable-
ment

ment la ligature , pour arrêter le sang , mais ne la pas trop serrer de peur de couper le cordon.

Envelopper le cordon avec une bande de linge doux & souple , l'étendre en haut sur le ventre , mettre une petite compresse dessous , & une autre dessus , & assujettir le tout avec une petite bande autour du ventre.

Examiner les jours suivans l'état du cordon. Il y a des enfans en qui le cordon est si gros & si bouffi , que la ligature est sujette à se relâcher , à mesure qu'il se dessèche , & dans ce cas il faut la resserrer , ou en mettre une nouvelle.

Le cordon desséché tombe de lui-même le sixieme ou le septieme jour , ou tout au plus tard le neuvieme ou le dixieme. Il faut le laisser tomber sans l'ébranler , ni le tirailler , afin que le nombril se ferme bien.

En quelque endroit qu'on ait fait la ligature , le cordon tombe auprès du nombril , parce que le cordon est une partie étrangere à l'enfant , qui a été soudée sur le nombril , & qui se sépare au point de la soudure.

On ne doit jamais repousser dans le corps de l'enfant le sang qui est dans les vaisseaux du cordon, car cela ne pourroit que lui nuire, sur-tout à l'égard du sang des arteres ombilicales ; mais il faut faire la ligature sans exprimer le cordon.

C'est une précaution inutile de laisser aux garçons le cordon plus long, & de le laisser moins long aux filles, & les raisons qu'on allegue pour autoriser cette pratique, sont si absurdes qu'elles ne méritent pas qu'on les réfute.

II. Il faut laver l'enfant quand on le tient dans ses langes près du feu.

On détache la mousse blanchâtre, & le sang dont il est ordinairement couvert, avec du vin rouge & de l'eau, tiédis & mélés ensemble, dont on imbibe de petits linges.

Si la crasse étoit plus adhérente, on employeroit un peu d'huile d'amandes douces pour la détacher, ou un peu de beurre frais, fondu dans du vin rouge chaud ; mais il ne faut pas s'obstiner à la détacher d'abord, car dans la suite elle se détache d'elle-même.

III. Il faut examiner, 1°. l'état des os de la tête, des sutures, de la fontenelle, & les arranger doucement, s'ils en ont besoin.

2°. L'état des os du nez, & les rapprocher s'ils étoient applatis.

3°. L'état des articulations pour les rendre libres & souples.

4°. L'état de la verge dans les garçons, de la vulve dans les filles, de l'anus dans les deux sexes, pour s'assurer que ces parties sont ouvertes.

5°. Enfin l'état des membres pour voir s'il n'y a pas quelque contusion, auquel cas on les frotteroit avec de l'huile d'amandes douces, où l'on auroit mêlé un peu d'eau vulnéraire.

IV. Il faut procurer l'évacuation de l'urine & du *meconium* ou *poix*.

Ordinairement l'enfant pisse de luimême dans sa couche auprès du feu.

Il commence aussi à y rendre du meconium, mais assez imparfaitement.

Pour en rendre l'évacuation complete, on lui donne une once d'huile d'amandes douces avec une once de syrop de roses pâles.

V. On l'emmaillotte ensuite, & en

l'emmaillottant il faut avoir attention,

1°. De mettre une compresse sur la fontenelle, attachée au béguin ou bonnet.

2°. De mettre de petits linges derrière les oreilles, aux aisselles, & aux aînes.

3°. De mettre une compresse sur la poitrine & une couche entre les cuisses.

4°. De l'emmaillotter d'une maniere assez ferme pour soutenir & mouler son corps, mais pas assez serrée pour le gêner.

VI. On ne doit point lui donner à teter de 15, 20, ou 24 heures ; mais en attendant il faut lui faire sucer un peu de vin sucré, pour cuire les phlegmes, qui sont dans l'estomac.

VII. Enfin, si l'enfant en naissant étoit fort foible, à cause du travail de l'accouchement, on tâchera de l'exciter, & de le ranimer,

En l'échauffant avec des linges chauds.

En lui appliquant sur l'estomac & sur la poitrine des compresses trempées dans du vin rouge chaud.

En lui soufflant du vin au visage &
dans la bouche.

En lui chatouillant la plante des
pieds avec une petite brosse.

En lui faisant sentir de l'oignon
pilé.

Mais il est inutile de lui appliquer
le placenta sur le ventre, ou de trem-
per l'arriere-faix dans du vin chaud ,
quoique après tout ces pratiques puis-
sent être tolérées.

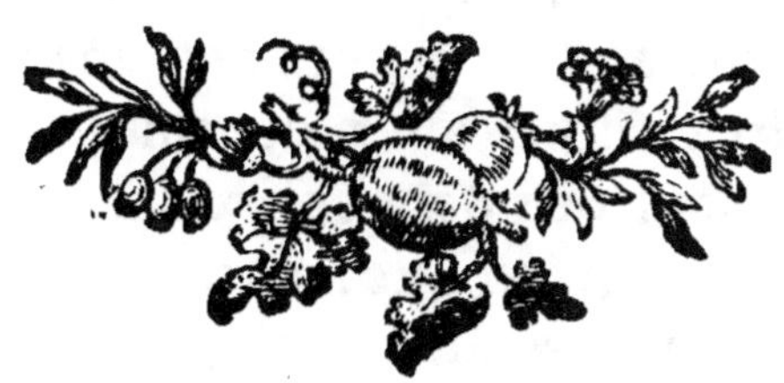

LIVRE III.

Des Accouchemens contre nature.

SOus le nom d'accouchemens contre nature, on en comprend de *deux* fortes. Dans les *uns*, les enfans, quoiqu'ils fe préfentent dans une fituation naturelle, c'eft-à-dire, par la tête ou par les pieds, ont le tronc ou les membres de leur corps dans des poftures qui mettent obftacle à leur fortie. Les accouchemens de cette efpece font affez communs, ordinairement peu dangereux, & ne comprennent qu'un affez petit nombre de cas. Dans les *autres*, les enfans au lieu de fe préfenter dans une fituation naturelle, c'eft-à-dire, par la tête ou par les pieds, fe préfentent par quelqu'autre partie; ce qui rend dans cette pofition, l'accouchement très-difficile, & prefque toujours impoffible : les accouchemens de cette efpece font dange-

reux, fourniffent un grand nombre de
cas particuliers, mais heureufement
ces cas font affez rares.

CHAPITRE I.

Des accouchemens, où les en-
fans fe préfentent par la tête,
mais dans une pofture qui met
obftacle à leur fortie.

CE n'eft pas affez pour rendre l'accouchement naturel, que l'enfant fe préfente par la tête, mais il
faut en même-temps qu'il fe préfente
dans une pofture convenable. Ainfi il
faut, 1°. que la tête & le tronc foient
dans la direction du vagin, pour
pouvoir en prendre facilement la route : 2°. que la tête fe préfente feule
fans aucun autre membre, afin que le
paffage en foit d'autant plus facile :
3°. enfin que la face foit tournée en
bas pour les raifons qu'on a dites plufieurs fois. Comme le défaut d'une feule
de ces conditions fuffit pour faire que
l'accouchement foit contre nature,

quoique l'enfant se présente par la
tête, il en doit résulter trois cas différens, qui méritent chacun un examen
particulier.

I. CAS.

*Quand l'enfant présente la tête & le
tronc obliquement à la direction
du vagin.*

L'OBLIQUITÉ de la tête & du corps
de l'enfant par rapport à l'entrée & à
la direction du vagin, fait que l'enfant
au lieu de prendre la droite route pour
sortir, heurte contre un des côtés de
l'orifice de la matrice, s'y arrête, &
présente au passage différens endroits
de la tête, selon la partie de l'orifice
contre laquelle il se trouve arrêté.
Supposons que l'enfant soit bien tourné, & qu'il ait la face en bas; dans ce
cas si le sommet de la tête donne contre
le bord antérieur de l'orifice, l'enfant
se présentera par la face; s'il donne
contre le bord postérieur, il se présentera par le derriere de la tête; enfin
il se présentera par la partie latérale de
la tête, droite ou gauche, suivant que

le sommet s'arrêtera contre le bord gauche ou droit de l'orifice. Mais l'enfant prendra des postures directement opposées dans les mêmes cas, si l'on suppose qu'en se présentant obliquement à l'orifice de la matrice, il soit tourné la face en haut dans un sens contraire à celui qu'on vient de supposer.

Comme nous supposons ici que la matrice est droite, & placée dans la direction même du vagin, de sorte que sa situation ne contribue en rien à l'obliquité de l'enfant, on ne peut l'attribuer qu'à l'irrégularité de la culbute qui n'a pas été assez grande, quand la tête s'accroche au bord antérieur de l'orifice ; qui a été trop grande, quand elle va s'accrocher au bord postérieur ; & qui a été dévoyée à droite ou à gauche, quand elle va s'accrocher aux bords de l'orifice, du côté droit ou du côté gauche.

De quelque cause que vienne cette mauvaise position de la tête & du corps de l'enfant, il est visible qu'elle arrête l'accouchement tant qu'elle dure : ainsi pour empêcher que la mere & l'enfant

ne s'épuisent en efforts inutiles, il faut
se hâter d'y remédier. Mais des différens cas, où cette position oblique de
l'enfant par rapport au vagin, peut se
rencontrer, nous n'examinons ici que
celui qui arrive, la matrice étant droite, & placée dans la direction du vagin, & qui vient par conséquent du seul
fait de l'enfant. On verra ci après (*b*)
ce qu'il convient de faire, quand l'obliquité de l'enfant vient de l'obliquité
même de la matrice.

Or dans le cas que nous examinons, pour redresser la tête de l'enfant, & par-là redresser le reste de son
corps, il faut prendre sans délai les
moyens qui suivent.

1°. On couchera la femme sur le
dos dans son lit de travail, la tête &
le tronc un peu plus bas que les fesses,
& le corps un peu tourné du côté opposé à celui contre lequel la tête de
l'enfant se trouve accrochée. Le lit
qu'on a décrit ci-dessus (*c*) est très-commode pour placer sans peine la
femme en travail dans cette situation;

(*b*) *Livre* IV. *Chap.* I.
(*c*) *Livre* I. *Chap.* V.

mais on en vient à bout de même dans un lit ordinaire au moyen de carreaux.

2°. La position, où l'on met la femme, fait que la matrice retombe du bassin dans le bas-ventre, où elle est plus au large, & que l'enfant retombe de même vers le fond de la matrice ; ce qui fait que la tête est moins fortement appliquée contre le bord de l'orifice où elle est accrochée. On peut alors introduire la main bien graissée entre ce bord & la tête de l'enfant, la redresser doucement, & la placer dans la direction convenable, où on la retient.

3°. On attend dans cet état le retour de quelque effort, & à la faveur de la contraction de la matrice, on place le sommet de la tête au milieu du passage, dans la situation où il doit être ; ce qui décide de la position du reste du corps. Quand on le peut, on a soin de placer d'avance la femme dans une situation horisontale, afin que le premier effort pousse plus facilement la tête de l'enfant dans le passage.

4°. Si l'on ne pouvoit pas par ce

moyen fe donner affez de jeu pour dégager la tête de l'enfant, & la ramener directement au paffage, on avan-
cera la main du côté où l'entrée eft le
plus libre, jufqu'aux épaules de l'enfant pour le repouffer en dedans, &
avoir plus de facilité pour redreffer la
tête. Si l'on étoit affez imprudente pour
entreprendre de repouffer l'enfant par
la tête, on rifqueroit d'en enfoncer le
crâne.

5°. Ces moyens fuffifent ordinairement pour redreffer la tête & le corps
de l'enfant; mais s'il s'y trouvoit quelque obftacle qu'on ne pût pas vaincre, la derniere reffource feroit de retourner l'enfant, & de l'accoucher par
les pieds, comme nous l'expliquerons
ci-après.

II. Cas.

Quand l'enfant préfente la tête avec une
des deux mains, ou avec toutes
les deux.

CE cas arrive lorfque l'enfant, en
faifant la culbute, pofe fur la tête une
de fes mains, ou toutes les deux, au-

quel cas elles se présentent à l'orifice, au-devant de la tête, ou du moins ensemble.

Quand l'accouchement est avancé, on peut le laisser finir dans cet état, dans les femmes qui ont déjà accouché plusieurs fois, ou qui ont l'orifice de la matrice mince, mol, & facilement dilatable. Il faut seulement allonger le bras & l'appliquer contre la tête; de sorte que le coude ne fasse point d'angle.

Que si l'on craint que cette posture rende l'accouchement trop difficile & trop laborieux, on peut y remédier,

1°. En faisant coucher la femme à plat, ou les fesses plus élevées, afin de donner la facilité de faire rentrer l'enfant.

2o. En repoussant alors doucement l'enfant vers le fond de la matrice, & pour cet effet en appuyant, s'il le faut, le bout des doigts sur une de ses épaules.

3°. En rangeant la main & le bras sur le côté, au moyen du jeu qu'on s'est procuré, & en retenant la tête vis-à-vis de l'orifice, jusqu'au retour d'un effort.

4°. En profitant de cet effort pour laisser engager la tête dans l'orifice, ce qui ferme toute issuë à la main & au bras.

Enfin si l'on trouvoit de la difficulté à ranger le bras, & que l'on jugeât que cette posture pourroit rendre l'accouchement laborieux, le dernier parti seroit de retourner l'enfant, & de faire l'accouchement par les pieds, comme on l'a vû ci-dessus, *Liv.* II. *Chap.* II. & comme on le verra dans ce *Livre*, *Chapitre* III. au I. *Cas.*

III. C a s.

Quand l'enfant se présente la face en haut, tournée vers les os du pubis.

Cette mauvaise position de l'enfant est assez rare dans les accouchemens qui se font par la tête ; elle peut cependant arriver dans quelques occasions.

1°. Lorsque l'enfant s'est trouvé situé dans la matrice au rebours de l'état ordinaire, son dos contre le ventre, & son ventre contre le dos de la mere, auquel cas en faisant la culbute, il doit se trouver la face tournée contre les os du pubis; mais ce cas, supposé qu'il ait jamais lieu, ne l'a que très-rarement.

2°. Lorsque l'enfant fait une culbute qui réussit mal, par quelque cause fortuite qui la dérange.

3°. Lorsque l'enfant de soi bien placé est obligé de pirouetter, & de se tourner à contre-sens pour entrer dans le vagin, ce qui arrive aux femmes en qui l'orifice de la matrice est tourné vers l'os *Sacrum.*

Cette position n'empéche guères l'accouchement, & elle n'est fâcheuse,

1°. Qu'en ce que le visage de l'enfant, & sur-tout le nez, est froissé contre les os du pubis, qui ne cédent pas, comme les os du coccyx;

2°. Qu'en ce que l'enfant peut être étouffé par le flot des vuidanges, qui en sortant, tombent sur son visage; ce qui est pourtant bien rare.

Dans ce cas, il n'y a aucun moyen de retourner l'enfant, quand l'accouchement se fait par la tête, comme on le suppose dans ce Chapitre, parce que la tête ne donne aucune prise. L'on est donc forcé de laisser faire l'accouchement dans cette pofition. Il faut feulement,

1°. Paffer la main, ou du moins quelques doigts bien graiffés du côté du coccyx, pour le repouffer en dehors, & faciliter le paffage de la tête de l'enfant.

2°. Prendre garde de ne pas foulever par-là la tête de l'enfant, ce qui en l'appliquant contre les os du pubis, augmenteroit le froiffement du vifage.

3°. Dès que les épaules de l'enfant font paffées, & qu'on tient le haut du corps, le retourner doucement fur l'un des côtés, pour mettre le vifage à couvert du flot de vuidanges, qui commencent à fortir.

Les moyens que l'on vient de propofer font plus difficiles à mettre en pratique avec fuccès, quand la matrice eft oblique elle-même. On verra ci-après (*d*) les précautions que ce cas exige.

(*d*) *Liv.* IV. *Chap.* I.

CHAPITRE II.

Des accouchemens où les enfans se présentent par les pieds, mais dans des positions qui en rendent la sortie impossible ou difficile.

L'ACCOUCHEMENT qui se fait par les pieds, exige trois conditions, pour être naturel : 1°. Que les pieds se présentent à l'orifice de la matrice dans la direction du vagin : 2°. Que les deux pieds se présentent ensemble : 3°. Que les pieds soient placés comme il faut, pour indiquer que l'enfant a la face tournée en bas, c'est-à-dire, qu'ils ayent les talons en haut & les doigts en bas. Ainsi le défaut d'une de ces conditions suffit pour faire un cas particulier, où l'accouchement est contre nature, & mérite par conséquent un examen à part.

I. Cas.

Quand l'enfant préfente les pieds obliquement à l'entrée de l'orifice de la matrice.

COMME l'enfant ne fe préfente jamais par les pieds, que parce que la culbute a été dérangée par les caufes rapportées ci-deffus (e), il ne faut pas être furpris s'il arrive fouvent que les pieds ne fe préfentent pas directement à l'orifice, même dans les cas où la matrice eft droite, & à plus forte raifon dans ceux où elle eft oblique. Il arrive même quelquefois que l'enfant pour trépigner, dérange fes pieds qui étoient bien placés, & les accroche enfuite contre les côtés du paffage.

De quelque caufe que ce cas vienne, il n'eft ni difficile, ni dangereux. Dès que l'orifice de la matrice eft affez ouvert pour introduire la main, & que les enveloppes font percées, il faut prendre l'un après l'autre les pieds, les faire plier doucement fur l'articulation des genoux, & fe donner par

(e) *Liv. II. Chap. II.*

ce moyen la facilité de les ramener directement au paſſage.

Que ſi l'on trouve quelque difficulté à faire plier les genoux, on gliſſera les doigts le long de la jambe juſques ſous les jarrets de l'un & de l'autre côté, & alors en les pouſſant doucement, on fera plier la cuiſſe ſur ſon articulation avec l'os iſchion, & par-là en raccourciſſant la longueur de la jambe, on ſe procurera toute la liberté néceſſaire pour dégager les pieds, & les redreſſer vis-à-vis de l'entrée du paſſage.

Au pis aller, on prendra le parti de baiſſer le haut du corps de la femme, afin de faire retomber la matrice dans le bas-ventre, & l'enfant dans le fond de la matrice, ce qui donnera toute la commodité qu'on peut deſirer pour plier les jambes ou les cuiſſes, dégager les pieds & les ramener au-devant de l'orifice.

Quand les pieds ſont une fois ainſi placés, & qu'on s'eſt aſſuré par les moyens expliqués ci-deſſus, *Livre* II. *Chap.* II. qu'ils appartiennent au même enfant, on les contiendra en place jufqu'à ce qu'un effort de la mere les pouffe dans le paffage ; alors dès qu'on peut les empoigner, il faut travailler à avancer l'accouchement, parce que les eaux qui s'écoulent par l'orifice de la matrice, que les pieds ne ferment pas exactement, laiffent bien-tôt l'enfant à fec dans la matrice ; ce qui augmente la difficulté de l'accoucher.

II. CAS.

Quand l'enfant ne préfente qu'un pied, ou qu'il préfente un pied & un genou.

L'UN & l'autre de ces cas, qui arrivent fouvent dans cette efpece d'accouchement, viennent des mêmes caufes que le cas précédent. L'attention qu'on doit avoir dès qu'on s'en apperçoit, c'eft de ne pas laiffer avancer l'accouchement dans cet état, parce que fi un des pieds étoit engagé trop avant dans le paffage, on auroit beaucoup de peine à le plier & à ramener la jambe qui manque, & qu'on pourroit même rifquer de la caffer.

Dans ces deux cas, 1°, il faut com-

r mencer par abbaisser le haut du corps
de la femme, & élever les fesses, afin
qu'il y ait de la pente de l'orifice au
fond de la matrice, & que l'enfant y
retombant par ce moyen, laisse la liberté dont on a besoin pour opérer
sans aucun danger.

2°. Si un pied se présente avec le genou de l'autre côté, on n'a qu'à avancer les doigts bien graissés sous le jarret dont on cherche le pied, faire plier la cuisse ; & en faisant glisser ces doigts jusqu'au talon, le prendre, l'amener à l'orifice de la matrice, & l'étendre à côté de l'autre.

3°. Que s'il ne se présente qu'un seul pied, il faut d'abord examiner si c'est le pied droit ou le pied gauche, afin de juger à coup sûr de quel côté il convient de chercher celui qui manque.

4°. La recherche de ce pied n'est jamais fort difficile. Il ne faut que replier les doigts qu'on a introduits dans la matrice, & chercher tout autour du côté où ce pied doit être, & on le trouve facilement. En tout cas, s'il en étoit besoin, on n'auroit qu'à faire gliſſer la main bien graiſſée le long de la jambe & de la cuiſſe que l'on tient, juſqu'à leur réunion avec le tronc, on trouveroit à côté l'autre cuiſſe, d'où en deſcendant on reviendroit à la jambe & au pied qu'on cherche.

5°. Quand on tient une fois les deux pieds, l'un à côté de l'autre, à l'entrée de l'orifice, ou même dans le paſſage, il faut, avant que d'aller plus loin, s'aſſurer qu'ils appartiennent au même enfant, & employer pour cela les moyens que l'on a indiqués (*f*) ci-deſſus.

6°. Que ſi par malheur l'enfant ſe trouvoit engagé dans le paſſage par une ſeule jambe juſqu'au haut de la cuiſſe, il faudroit néceſſairement le repouſſer dans la matrice, en abbaiſſant le haut du corps, & en élevant les feſſes de la femme en travail, comme on l'a dit pluſieurs fois, afin de chercher & de ramener la jambe & le pied qui manquent, & mettre les choſes dans un état où l'accouchement puiſſe s'exécuter. Je ſçais qu'on prétend qu'il y a eu des enfans qui ſont venus au

(*f*) *Liv.* II. *Chap.* II.

monde dans cette poſition. Si cela
eſt, il a fallu que la cuiſſe ait pu ſe
plier en devant juſqu'à ſe coller contre le ventre. Mais outre que l'on n'eſt
jamais ſûr de cette flexibilité de la
cuiſſe de l'enfant, l'accouchement, même dans ce cas, ſeroit très-difficile,
pour ne pas dire impoſſible, & c'eſt
par conſéquent une très-grande imprudence que de laiſſer avancer un pareil accouchement.

III. C a s.

Quand l'enfant ſe préſente les doigts des
pieds tournés en haut, ce qui annonce
que la face eſt tournée du même côté.

On a vû dans le Chapitre précédent, que quand l'enfant vient la face
tournée en haut dans l'accouchement
qui ſe fait par la tête, on étoit forcé
de le laiſſer ſortir dans cette poſture,
par l'impoſſibilité de le retourner. Heu-
reuſement cette poſture eſt rare dans
cet accouchement, & les ſuites les plus
fâcheuſes pour l'enfant ſont d'avoir le
nez écaché, & le viſage meurtri.

C'eſt tout le contraire dans l'accouchement par les pieds. D'un côté, il y est très-ordinaire que les enfans ayent la face tournée en haut, parce que dans cet accouchement il n'y a point eu de culbute réguliere : & de l'autre côté, cette posture de l'enfant y est très-fâcheuse, parce qu'il arrive souvent par-là, que le menton s'accroche contre les os du pubis, ce qui arrête l'accouchement , & va même quelquefois jusqu'à séparer la tête du tronc. Mais heureusement il est facile dans cet accouchement de prévenir ces inconvéniens en retournant l'enfant à temps de la maniere qui suit.

Il faut d'abord reconnoître de bonne-heure si l'enfant a véritablement la face tournée en haut, & il ne faut pour cela qu'examiner l'état des pieds qu'on tient. Si les doigts sont en haut, & les talons en bas, c'est une démonstration que la face est tournée aussi en haut, & qu'il faut par conséquent songer à changer la posture de l'enfant.

Pour cet effet, dès que les fesses sont passées, il faut avancer la main droite à plat sous les reins, & à mesure que l'enfant sort, ou qu'on le tire

de

de l'autre main, travailler doucement
à le retourner. On y réussit aisément
dans les enfans en vie, parce que le
corps a de la fermeté ; mais la chose
est plus difficile dans les enfans morts,
dont le corps n'a point de ressort, sur-
tout à l'égard de la tête, qui à cause
de la mollesse du col, ne suit pas le
mouvement qu'on tâche de lui donner.

CHAPITRE III.

*Des accouchemens, où l'enfant
se présente par les mains, les
coudes, ou les épaules.*

CELA forme trois différens Cas,
qui, quoique fort semblables, demandent pourtant des articles particuliers.

I. CAS.

Quand l'enfant se présente par les mains.

CE cas arrive lorsque l'enfant fait
mal la culbute, que la tête se trouve
arrétée au milieu de la chute, & que
les mains qui sont libres s'allongent,

& se présentent à l'orifice, ou qu'après avoir bien fait la culbute, il se déplace en s'agitant, ou est déplacé par quelque contorsion de la mere. Dans cet état, tantòt l'enfant ne présente qu'une main, & tantòt il les présente toutes les deux. On reconnoît facilement cette position, dès que les enveloppes sont déchirées ; & comme il est impossible que l'enfant sorte dans cette posture, il faut se hâter d'y remédier.

On prétendoit autrefois réduire ce cas à l'accouchement par la téte, & quelques Sages-femmes peu instruites agissent encore sur ce principe ; mais sans s'amuser à une pareille tentative, à quoi l'on ne réussit presque jamais, & à quoi l'on réussit toujours mal, il faut songer à retourner l'enfant au plutôt, dès que les eaux se sont écoulées, & l'accoucher par les pieds.

Pour cet effet, il faut 1°. placer la femme dans une situation horisontale, ou même ce qui est plus avantageux, dans une situation un peu plus inclinée, où les fesses soient un peu élevées.

2°. Repousser ensuite doucement

la matrice du bassin dans le ventre, & repousser en même temps l'enfant vers le fond de la matrice pour se donner un peu plus de facilité.

3°. Chercher les cuisses de l'enfant en promenant doucement les doigts sur son corps ; & quand on les a trouvées, les plier un peu en avant pour raccourcir la longueur du corps de l'enfant, & pouvoir le retourner plus aisément.

4°. Prendre après les deux pieds, & s'en servir pour redresser le corps de l'enfant, en ramenant ces pieds vers l'orifice ; ce qui fait remonter la tête à proportion vers le fond de la matrice.

5°. Si l'on ne trouve d'abord qu'une jambe, chercher l'autre qui ne sçauroit être loin, les rapprocher l'une de l'autre, & à leur faveur redresser l'enfant.

6°. Accoucher enfin l'enfant par les pieds avec les précautions marquées ci-dessus, *Liv.* II. *Chap.* II. & *Liv.* III. *Chap.* II. au I. *Cas.*

II. C A s.

Quand l'enfant se présente par les coudes.

DANS ce cas, l'enfant peut se présenter de plusieurs façons, ou par un
coude seul, ou par les deux coudes
à la fois, ou par un coude & une main.
Ces différentes postures viennent des
mêmes causes qu'on a exposées dans
l'article précédent, & demandent les
mêmes secours.

Il faut donc placer la mere dans
une situation convenable, repousser
la matrice dans le ventre, & l'enfant
dans le fond de la matrice ; promener
les doigts le long du coude jusqu'à
l'aisselle ; & à la faveur de ce point
d'appui, repousser vers le fond de la
matrice le haut du corps de l'enfant ;
ce qui ramene les deux pieds vers son
orifice, & donne le moyen de faire
l'accouchement par les pieds, de la
maniere qu'on l'a expliqué aux Chapitres qu'on vient de citer, & avec les
précautions qui y sont recommandées.

III. CAS.

Quand l'enfant se présente par les épaules.

CE cas arrive toujours ou par une culbute trop forte, qui fait que la tête de l'enfant passe au-delà de l'orifice de la matrice, & que les épaules prennent sa place, ou par une culbute manquée, qui a dérangé l'ordre & l'œconomie de la chute.

Quelquefois l'enfant ne présente qu'une épaule, & quelquefois il les présente toutes les deux, ou pour mieux dire, l'entre-deux des épaules. Quelquefois aussi l'enfant présente l'épaule & le bras, & quelquefois l'épaule seule; mais dans le fond, ces cas diffèrent peu, & demandent les mêmes secours.

Il faut donc dans tous ces cas retourner l'enfant, & l'accoucher par les pieds, selon la méthode qu'on a plusieurs fois expliquée, & pour cela placer la femme dans une situation, où les fesses soient élevées; dégager la matrice du bassin, & l'enfant du col de la matrice; soulever par-dessous les

aiſſelles, les épaules & la tête, **en les**
pouſſant vers le fond de la matrice ;
ramener par ce moyen les pieds vers
l'orifice, & dès qu'on les tient, procéder comme dans l'accouchement par
les pieds.

Quelques Auteurs conſeillent de
chercher d'abord un pied, & de l'amener à l'orifice ; ils diſent que l'autre
ſuivra, & qu'à meſure qu'ils ſeront ra-
menés à l'orifice, la tête & les épaules s'en éloigneront en remontant vers
le fond de la matrice ; mais ils ne diſent pas, ce qui eſt pourtant très-vrai,
que par ce moyen ils riſquent de caſſer ou de diſloquer les jambes ou les
cuiſſes de l'enfant.

Il eſt très-important de remarquer
1°. que dans ces trois cas, de même
que dans tous les autres qu'on va ex-
poſer dans le reſte de ce Livre, il faut
ſçavoir prendre ſon parti vîte, dès que
les eaux viennent de s'écouler, parce
que les parties ne ſont pas encore fort
engagées ; parce que la matrice n'a pas
eu encore le temps de ſe reſſerrer ; parce
que le dedans des enveloppes eſt encore humide & glaireux, & laiſſe gliſſer l'enfant pour le retourner.

2°. Que l'accouchement devient beaucoup plus difficile, si l'on attend à opérer, & cela par les trois raisons contraires, dont il est aisé de faire l'application.

3°. Qu'il arrive même souvent, qu'en laissant pendre un bras, une main, ou quelqu'autre partie hors de la matrice, cette partie s'enfle bientôt; ce qui met quelquefois dans l'impossibilité de pouvoir la réduire, ou en rend du moins la réduction très-difficile.

CHAPITRE IV.

Des accouchemens, où l'enfant se présente par les genoux ou par le derriere.

I. CAS.

Quand l'enfant se présente par les genoux.

L'ENFANT peut se présenter par les genoux de plusieurs manieres, mais qui sont peu différentes, & qui dépendent à peu-près des mêmes causes, & demandent les mêmes secours.

G iv

I. Quelquefois l'enfant préfente les deux genoux au paffage. Ce cas arrive pour l'ordinaire, quand l'enfant, au lieu de préfenter la tête à l'orifice, y préfente les pieds par quelqu'une des caufes rapportées ci-deffus (g), & que les pieds s'appuyent fur le dedans du rebord de l'orifice ; ce qui fait que les genoux venant à plier, fe préfentent au paffage.

Le moyen le plus sûr d'y remédier, c'eft de mettre la femme fur le dos, & même lui faire élever un peu les feffes ; de dégager la matrice du baffin, & repouffer l'enfant vers le fond ; à la faveur du jeu qu'on fe donne par-là, prendre une jambe l'une après l'autre, repouffer les genoux en haut pour faire plier les cuiffes ; profiter de l'efpace que ce mouvement donne pour étendre les deux jambes vis-à-vis du paffage, & accoucher l'enfant par les pieds avec les précautions ordinaires.

Cependant fi les genoux étoient engagés fort avant, on peut laiffer exécuter l'accouchement dans cet état, fur-tout dans les femmes qui ont déjà

(g) *Liv.* II. *Chap.* II.

accouché, & qui ont l'orifice de la matrice facilement dilatable. Il faut seulement dans ce cas, travailler à faciliter l'accouchement, en dilatant l'orifice, en repoussant le coccyx, & en graissant de beurre le passage.

II. D'autres fois, quand un des pieds de l'enfant s'arrête trop loin dans la matrice, & que la jambe, ni par conséquent le genou, ne peuvent point atteindre jusqu'à l'orifice, il arrive que l'enfant ne présente que l'autre genou, & par conséquent n'en présente qu'un.

Pour y remédier, après avoir placé la femme à plat, dégagé la matrice du bassin, & repoussé l'enfant vers le haut, on cherche la jambe du genou qui se présente ; & l'ayant trouvé, on fait plier la cuisse, jusqu'à ce que le genou dépasse l'orifice, & que le pied s'y présente ; on redresse alors la jambe, qui se trouve par-là dans le passage.

On en agit de même à l'égard de l'autre genou égaré, qu'on trouve aisément ; on le replie en dedans, jusqu'à ce que le pied soit amené à l'o-

G v

rifice, on étend alors la jambe, &
l'on accouche l'enfant par les pieds.

On pourroit cependant, après avoir
ramené le pied égaré, laiffer faire l'accouchement, fans déplier le genou qui
eft engagé au paffage, fuppofé qu'il
fût fort engagé, ou qu'il fût déjà tu-
méfié. Mais à moins que la femme
n'ait déjà plufieurs fois accouché, ou
qu'on ne foit sûr que les bords de l'o-
rifice font minces, fouples, & propres à s'étendre, cet accouchement
dans cette forme eft toujours difficile
& laborieux.

III. Enfin l'enfant fe préfente quelquefois par une jambe, & par un genou, lorfqu'un pied enfile librement
le paffage, & que l'autre fe trouve retenu par le rebord de l'orifice, ce qui
fait plier cette jambe fur le genou.

Dans ce cas, de même que dans
les deux précédens, on peut accoucher
l'enfant dans cet état, quand la jambe
& le genou font engagés fort avant,
ou qu'ils font déjà enflés, fur-tout lorfque la femme qui eft en travail, a déjà
fait plufieurs couches, ou qu'elle a
les rebords de l'orifice fouples & min-

ces ; il faut se contenter d'aider l'accouchement , en dilatant avec les doigts l'orifice , graissant bien le passage, & repoussant en dehors le coccyx.

Mais le plus sûr est toujours de replacer les parties. Pour cet effet, après avoir placé la femme à plat , dégagé la matrice, & repoussé l'enfant dans la matrice assez avant pour pouvoir faire mouvoir le genou , on le fera avancer à côté , jusqu'à ce que le pied se présente au passage , où on l'amenera en redressant la jambe, après quoi on accouchera l'enfant par les pieds.

Dans cet accouchement , de même que dans tous les autres de la même espéce , il faut avoir attention, comme on l'a déjà dit ci-dessus (*h*) , de s'assurer que les deux pieds qu'on tient, sont d'un même enfant, & à retourner le corps de l'enfant pour mettre la face en bas, au cas qu'elle ne le fût pas.

(*h*) *Liv.* II. *Chap.* II.

II. Cas.

Quand l'enfant présente le derriere.

L'ENFANT peut prendre cette situation dans deux cas , l'*un* , quand il fait une culbute trop prompte , de sorte que la téte outre-passe l'orifice , & que le derriere s'y place : l'*autre* , quand il ne fait point de culbute , & qu'en tombant sur ses pieds un peu éloignés de l'orifice , il semble s'asseoir sur le passage. Souvent aussi l'on ne doit attribuer cette mauvaise posture , qu'aux agitations de l'enfant.

Quand le derriere se présente ainsi à l'orifice , il est assez difficile de le distinguer de la tête , tant que les enveloppes sont entieres. On vient pourtant à bout d'en sentir la différence en ce qu'il est plus mol , en ce que le derriere est partagé en deux fesses , & en ce qu'il couronne moins exactement, parce qu'il est moins rond.

Dès qu'on s'est assuré que c'est le derriere que l'enfant présente , le plus court & le plus sur est de déchirer les enveloppes , de laisser écouler les

eaux, de retourner l'enfant, & de l'accoucher par les pieds.

Pour cet effet, on place la femme
à plat, ou les fesses un peu plus élevées ; on dégage la matrice du bassin,
on repousse l'enfant vers le fond de la
matrice ; on cherche les jambes l'une
après l'autre, on les amene à l'orifice
en pliant les genoux ; & à mesure
qu'on les y amene, on redresse le
tronc & la tête de l'enfant, de sorte
qu'il ne reste plus qu'à l'accoucher par
les pieds avec les précautions déjà plusieurs fois recommandées.

On prétend que si le derriere de
l'enfant est si fort engagé dans l'orifice
& dans le bassin, que la réduction en
soit fort difficile, on peut dans ce cas
permettre l'accouchement dans cet
état, & laisser sortir l'enfant plié en
double, ce qui me paroit une conduite
toujours imprudente. Si l'on prend ce
parti, il faut du moins travailler à faciliter autant qu'on le peut, la sortie de
l'enfant, en aidant la dilatation de l'o-
rifice, en graissant largement le passage, en repoussant en dehors le coccyx, & en passant les doigts en forme

de crochet dans l'aîne de l'enfant pour aider à le tirer, mais prenant bien garde de ne point blesser le scrotum, si c'est un garçon.

Il est bon d'avertir qu'il ne faut point dans ce cas-là s'allarmer de se trouver les mains salies d'une matiere noire & fétide, qui coule de la matrice, parce qu'on doit sçavoir que c'est le méconium, que la compression du ventre fait rendre à l'enfant dans cette situation.

CHAPITRE. V.

Des accouchemens, où l'enfant se presente par le dos.

IL arrive à l'enfant de prendre cette mauvaise situation, quand il fait une culbute trop forte, qui emporte la téte au-delà de l'orifice, & qui y place le dos : Quand il ne fait point de culbute, & qu'il se laisse tomber sur le dos: Enfin quand il prend cette situation extraordinaire par quelque accident fortuit, qui le fait sortir de sa place naturelle.

Il est très-important de reconnoître cette situation de l'enfant de bonne heure , afin d'y remédier promptement. Or on peut la reconnoître , 1°. en ce qu'on ne trouve à l'entrée de la matrice qu'une poche pleine d'eaux , où l'on sent quelquefois le cordon ; 2°. en ce qu'en avançant le doigt plus avant, on sent la rénitence de l'épine du dos.

Dans cette situation , il arrive souvent que le cordon ombilical s'échappe, & sort par l'orifice, ce qui augmente le danger, par les raisons qu'on verra ci-dessous (*a*). Cette sortie du cordon est occasionnée par la posture de l'enfant ; qui étant barré en travers dans la matrice, permet au cordon de glisser avec les eaux par les côtés du ventre, & de descendre jusqu'à l'orifice.

Il faut remédier à cette mauvaise situation le plus promptement qu'on peut , tant parce qu'autrement la matrice en se resserrant embrasse si étroitement l'enfant, qu'on ne peut plus le retourner, que parce qu'il est à crain-

(*a*) *Livr.* IV.*Chap.* III. *Cas* IV.

dre que l'enfant ne périffe à caufe de la compreffion que fouffrent dans cet état fa tête & fa poitrine. Ainfi dès qu'on s'eft affuré de cette fituation de l'enfant, il faut déchirer les enveloppes, laiffer écouler les eaux, retourner l'enfant, & le faire fortir par les pieds.

Pour cet effet, il faut, 1°. introduire la main bien graiffée dans la matrice, après avoir reconnu, autant qu'on le peut, de quel côté font les pieds pour fe fervir de la main qui répond à ce côté-là.

2°. Avec la main introduite plier doucement les cuiffes & les jambes fur les hanches & fur les genoux pour raccourcir la longueur du corps de l'enfant, & le dégager de la pofition tranfverfale où il eft.

3°. Après l'avoir dégagé, tâcher de rapprocher le bas du corps de l'orifice de la matrice, afin d'y ramener les pieds.

4°. En tout cas tâcher de retourner l'enfant, de forte que le dos qui étoit en bas, foit en haut, afin de pouvoir tirer le corps de l'enfant, & en raccourciffant fa longueur, fe procurer un peu plus de jeu pour ramener les pieds au paſſage, & parvenir à l'accoucher.

Sur quoi on ne ſçauroit trop avertir d'être attentif à trois points eſſentiels, qu'on a déjà recommandé pluſieurs fois.

Le premier, de s'aſſurer, avant de preſſer l'accouchement, que les deux pieds qu'on tient, appartiennent à un même enfant.

Le ſecond, de retourner l'enfant la face en bas, au cas qu'il fût dans une autre ſituation.

Et le dernier enfin, d'exécuter ces opérations au milieu des enveloppes du fétus, qui d'un côté ſervent de doublure pour défendre la matrice, & qui de l'autre facilitent le mouvement de l'enfant, parce qu'elles ſont liſſes & lubréfiées.

CHAPITRE. VI.

Des accouchemens, où l'enfant ſe préſente par le ventre.

L'ENFANT prend cette ſituation, quand la tête eſt arrêtée au milieu de la culbute, & que le corps de l'en-

fant eſt fort long, ou la matrice for
étroite.

C'eſt de toutes les ſituations la plus
dangereuſe, 1°. Parce que le ventre
eſt fortement comprimé, & qu'il s'allonge dans le paſſage avec danger d'inflammation ou de gangrene, s'il reſte
trop long temps dans cette ſituation ;
2°. parce que le cordon ombilical,
qui pend dans le paſſage, ſe gonfle,
& ſe gangrene aſſez vîte ; 3°. parce
que la poitrine & la tête ſont extrême-
ment ſerrées, & que dans tous ces cas,
l'enfant périt en peu de temps.

On reconnoît cette poſture même
avant que les eaux s'écoulent ; 1°. en
ce que la matrice s'ouvre lentement ;
2°. en ce que les eaux qui ſe forment,
ſont à proportion étroites & minces ;
3°. en ce que rien ne ſe préſente à l'o-
rifice.

Mais on s'en aſſure plus poſitive-
ment dès que les enveloppes ſont déchirées, 1°. par l'attache du cordon
qui pend dans l'orifice ; 2°. par la mol-
leſſe du ventre, quand on peut pouſſer les doigts aſſez avant pour y atteindre ; car l'inflexibilité de l'épine

du dos ne permet pas au ventre de s'appliquer contre l'orifice, du moins au commencement.

Cette poſture rend l'accouchement abſolument impoſſible. Il n'y a d'autre moyen de le procurer, qu'en retournant l'enfant, en ramenant les pieds à l'orifice, en faiſant remonter la tête vers le fond de la matrice, & en l'accouchant alors par les pieds.

Pour cet effet, il faut mettre en uſage les moyens qu'on a déjà propoſés pluſieurs fois.

1°. Placer la femme à plat dans une ſituation horiſontale, & même faire en ſorte que les feſſes ſoient un peu plus élevées que le corps.

2°. A la faveur de cette ſituation, dégager la matrice du baſſin, la repouſſer dans le ventre, & ſe donner un peu de jeu pour dégager l'enfant qui eſt barré en travers.

3°. Paſſer enſuite la main derriere une des cuiſſes, la plier contre le ventre, & amener ainſi le genou vis-à-vis de l'orifice.

4°. En faire autant à l'autre cuiſſe, & à l'autre genou ; repouſſer enſuite doucement, les deux genoux au-delà des bords de l'orifice, jufqu'à ce que les deux pieds foient placés directement à cet orifice.

5°. Enfin, tirer alors l'enfant par les pieds, & être affuré qu'à mefure que les pieds avanceront dans le paffage, le corps de l'enfant fe redreffera dans le fond de la matrice, & que tout fe difpofera pour l'accouchement, qu'on exécutera avec les précautions fi fouvent recommandées.

En finiffant l'explication des accouchemens contre nature, je dois ajouter deux réflexions importantes.

La *premiere*, qu'il eft du devoir de la Sage-femme de reconnoître le plutôt qu'il fe peut, la fituation & la pofture, dans lefquelles l'enfant fe préfente.

Elle n'a fur cela que de foibles préfomptions, tant que la matrice ne s'ouvre point.

Elle a des indices plus certains, dès que la matrice eft ouverte, quoique les enveloppes foient encore entieres.

Elle a des fignes certains, quand

les enveloppes déchirées permettent de toucher les parties ; car on reconnoît aisément la tête ou les pieds, les mains, les coudes, les épaules, les genoux, le derriere, enfin le dos ou le ventre.

La *seconde*, qu'on doit distinguer deux temps dans tout accouchement, celui qui précede le déchirement des enveloppes & l'écoulement des eaux, & celui qui les suit.

Dans le premier, rien ne presse, & s'il le faut on peut attendre & patienter, à moins que la femme ne souffre excessivement, que l'enfant patisse beaucoup, & qu'on ne craigne qu'il s'affoiblisse, & sur-tout qu'on ne sente que quelque partie se présente dans le passage, laquelle nuiroit à l'accouchement si on l'y laissoit engager.

C'est tout le contraire dans le second ; il faut se hâter dès que les eaux sont sorties, parce que la matrice qui se resserre, embrasse étroitement l'enfant de plus en plus ; parce que les enveloppes qui se dessechent, rendent difficiles les mouvemens de l'enfant ; enfin parce que le passage & le vagin qui fe gonflent, arrêtent l'enfant.

Ainfi c'eft fans exagération qu'on peut affurer qu'à chaque heure de retardement, après la fortie des eaux, le danger augmente d'un tiers, même dans l'accouchement par la tête, mais fur-tout dans celui qui fe fait par les pieds.

LIVRE IV.

Des Accouchemens laborieux & difficiles.

Dans les accouchemens les plus naturels par rapport à la situation des enfans, il se présente souvent des difficultés ou des obstacles, qui rendent l'accouchement laborieux, difficile, dangereux ; mais ces difficultés sont encore plus fréquentes & plus fâcheuses dans les accouchemens où l'enfant se présente dans une situation contre nature. C'est donc une classe d'accouchemens qui reste à expliquer, que celle des accouchemens difficiles & laborieux.

Ces difficultés ou obstacles qui rendent l'accouchement laborieux, peuvent venir de quatre chefs : du chef de la mere ; du chef de l'enfant ; du chef de l'arriere-faix ; du chef de quelques accidens fortuits. Nous parlerons

dans ce Livre des accouchemens laborieux, qui viennent de ces quatre
chefs, en quatre Chapitres ; & dans
chaque Chapitre, nous comprèn-
drons les différens cas, qui peuvent
appartenir à chaque article.

CHAPITRE I.

Des Accouchemens difficiles & laborieux du chef de la mere.

I. CAS

De la difficulté, qui vient de l'obliquité de la matrice.

DANS les accouchemens, quon a
expliqués jufqu'ici, on a toujours fuppofé que la matrice étoit
droite, de telle maniere que fon fond
& fon orifice étoient dans la même
direction que le vagin ; ce qui eft certainement la fituation de la matrice
la plus naturelle & la plus avantageufe pour la fortie de l'enfant, parce
qu'alors le chemin fe préfente tout
droit.

Mais

Mais cette position est assez rare,
& la matrice se trouve très - souvent
oblique à l'égard du vagin. Tantôt
elle est renversée en derriere du côté
des lombes, & alors l'orifice est tourné
vers les os du pubis. Tantôt elle est
renversée en devant, & alors son orifice est tourné vers la courbure de l'os
Sacrum. Tantôt enfin elle est renver-
fée sur le côté droit, ou sur le côté
gauche, & alors son orifice est tourné
vers les os des iles du côté droit, ou
du côté gauche.

Quoique toutes ces positions soient
possibles, il est pourtant certain, que
la matrice se renverse plus ordinairement en derriere ou en devant, que
sur les côtés, soit à cause des ligamens
ronds, qui l'attachent par les côtés à
droite & à gauche, soit plutôt à cause
que vers son col, elle est un peu ap-
platie de devant en derriere, ce qui ne
lui permet gueres de se renverser que
dans ces sens-là.

La position oblique de la matrice,
de quelque côté qu'elle soit tournée,
nuit à la facilité de l'accouchement,
parce que l'enfant au lieu de pouvoir

avancer directement dans le vagin, se
trouve arrêté au paſſage par le rebord
de l'orifice contre lequel il va heurter,
ce qui rend inutiles tous ſes efforts, de
même que ceux de la mere. Mais de
ces différentes poſitions, la plus fâcheuſe eſt celle où la matrice eſt renverſée en devant, & où ſon orifice
porte ſur l'os ſacrum, dans la concavité duquel la tête s'engage ; & d'où
il eſt difficile de le retirer.

On ne répétera pas ici ſur les cauſes
de ces poſitions obliques de la matrice,
ce qu'on en a dit ci-deſſus (*a*). On ne
répétera pas non plus les ſignes qui
ſervent à reconnoître l'obliquité de la
matrice, & le côté vers lequel elle eſt
oblique, qu'on a rapporté au Livre I.
Chap. V. On ſe contentera de remarquer en peu de mots, que la matrice
quand elle eſt oblique, eſt fort haute, &
qu'on a peine à y atteindre, parce que
la pointe du col de la matrice ne deſcend point dans le vagin, comme il y
deſcend lorſque la matrice eſt droite :
Et qu'on ne peut alors toucher qu'une
partie de la circonférence du col de

(*a*) *Liv.* II. *Chap.* II.

la matrice , l'antérieure , la postérieure , ou l'une des latérales , suivant l'espece d'obliquité de la matrice.

I. DANS tous ces cas , on doit redresser la matrice & la ramener, autant qu'on peut, à la situation droite.
Pour cet effet, il faut ;

1º. Faire coucher la femme à la renverse , les fesses plus hautes que le
tronc du corps, afin de pouvoir pousser plus facilement la matrice hors du
bassin , ce qu'on fait en introduisant
la main bien graissée dans le vagin ,
pour la repousser doucement en haut.

2º. Lorsqu'on s'est procuré par ce
moyen un peu de jeu , diriger l'orifice
directement vers le vagin avec la même main.

3º. En même-temps s'aider aussi de
l'autre main en comprimant doucement par dehors le bas - ventre pour
ranger la matrice.

4º. Attendre que la tête de l'enfant
s'engage dans le passage , ou du moins
qu'elle s'y présente , après quoi l'on
exécutera l'accouchement en la maniere ordinaire.

II. QUE si l'on ne peut pas réussir

par ce moyen, & que la matrice re-
vienne toujours à la même obliquité,
& à une obliquité telle que l'accouchement en devienne très difficile; il
faut alors, sans héfiter fe déterminer
à retourner l'enfant, comme on l'a dit
tant de fois, & l'accoucher par les
pieds, ce qui remédie à tout, parce
que dès qu'on tient les pieds, on eft
fûr en redreffant le corps de l'enfant,
de redreffer la matrice elle-même, &
qu'ainfi l'obliquité de la matrice, qui
nuit à l'accouchement par la tête, ne
nuit prefque point à celui qui fe fait
par les pieds.

Il faut obferver que l'obliquité de
l'enfant dans la matrice, dont on parle, peut fe rencontrer avec l'obliquité
de la matrice même, & cela en deux
manieres oppofées. Dans l'*une*, l'o-
bliquité de l'enfant dans la matrice,
eft dans un fens contraire à l'obliquité
de la matrice, & alors l'obliquité de
l'enfant corrige celle de la matrice.
Mais ce cas eft rare, fuppofé même
qu'il foit poffible. Dans l'*autre*, l'o-
bliquité de l'enfant eft dans le même
fens que l'obliquité de la matrice, &

alors la sortie de l'enfant en est d'autant plus difficile, & la nécessité de le retourner & de l'accoucher par les pieds, d'autant plus pressante.

II. Cas.

De la difficulté qui vient de la foiblesse ou inertie *de la matrice.*

La contraction musculaire de la matrice est la principale cause, qui pousse l'enfant, & qui procure l'accouchement. Si cette contraction s'exécute foiblement, on doit s'attendre à un travail long & difficile, & cela arrive dans deux cas.

1°. Lorsque la matrice est garnie de peu de fibres musculeuses & de fibres minces, foibles, menues, incapables d'exciter une contraction forte; & c'est un vice de conformation.

2°. Lorsque ces fibres, quoique naturellement assez nombreuses & assez fermes, se trouvent relâchées par la sérosité qui a croupi pendant la grossesse entre le chorion & la matrice, & qui a causé une hydropisie de matrice. Ces eaux s'écoulent dès le commencement de l'accouchement, aussi - tôt que la matrice commence à s'ouvrir : mais elle reste dans une mollesse & dans une *inertie*, qui en affoiblit beaucoup la contraction.

Heureusement, dans l'un & dans l'autre cas, l'orifice de la matrice participe des mêmes vices que la matrice elle-même, ce qui fait qu'étant plus mol & plus lâche, il cede plus facilement à la sortie de l'enfant, & qu'on regagne par-là en quelque maniere, ce que le relâchement de la matrice fait perdre.

La Sage - femme reconnoît aisément cet état de la matrice, par la lenteur & la foiblesse des efforts, & pour tâcher d'y rémédier, elle doit donner du courage à la femme qui est en travail, en lui annonçant un accouchement prompt & facile; en lui faisant donner un peu d'eau de fleurs d'orange, ou de vin de Rota, ou une petite rôtie au vin ; en lui faisant prendre du tabac pour la faire éternuer ; ou lui servant un lavement irritant; enfin s'il le faut, en lui donnant une prise de tartre stibié.

Quant à la pratique de l'accouchement, ſi l'enfant ſe préſente par la tête, elle doit l'accoucher par-là, & lui faciliter la ſortie en dilatant peu à peu l'orifice, qui ne réſiſte guere à s'ouvrir. Si l'enfant ne ſe préſente point, faute d'être pouſſé par la matrice, ou s'il ſe préſente dans toute autre ſituation, elle doit prendre le parti de faire l'accouchement par les pieds, avec toutes les précautions qu'on a déjà recommandées pluſieurs fois. Une pareille inertie de la matrice, qui ordinairement va en augmentant, rend l'accouchement plus difficile d'un moment à l'autre, quand on héſite à prendre ſon parti.

III. Cas.

De la difficulté, qui vient de l'orifice de la matrice.

L'ORIFICE de la matrice eſt l'endroit le plus étroit par où l'enfant doit paſſer, & c'eſt auſſi le lieu du plus grand travail des femmes en couche. Comme l'accouchement eſt facile quand cet orifice eſt ouvert ou aiſé à ouvrir, auſſi par la raiſon des contraires, eſt-il difficile & laborieux, dans les trois cas fuivans.

1°. Lorfque le contour de l'orifice eft dur, compacte, denfe, fans que ces vices excedent les bornes de la nature. Tel eft ordinairement cet orifice dans les filles, qui fe marient avancées en âge, en qui l'accouchement eft toujours plus long & plus difficile que dans les jeunes femmes.

2°. Lorfqu'il y a dans quelque endroit de ce contour, quelque bride ou cicatrice, qui a fuccédé à quelque gerçure, fente ou excoriation, provenues de quelque couche précédente, ce qui empêche l'extenfibilité uniforme du contour.

3°. Lorfqu'il y a dans quelque portion de ce contour quelque partie calleufe ou fquirrheufe, ce qui eft la fuite de quelque accouchement laborieux précédent, ou le produit d'un levain vérolique, auquel cas l'orifice n'a pas la facilité de s'étendre, non plus que dans le cas précédent.

Une Sage - femme expérimentée doit avoir reconnu ces vices en touchant la femme (*a*) avant l'accouche-

(*a*) Voyez *Liv.* I. *Chap.* IV.

ment, & en conséquence elle doit avoir travaillé à y remédier, ou du moins à les diminuer par l'usage des fomentations émollientes sur le bas-ventre ; par des injections de la même nature, après avoir placé la femme grosse dans une posture propre à les retenir dans le vagin pendant quelque temps ; par des pessaires faits avec la pulpe des plantes émollientes ; par la vapeur d'une décoction tiede de plantes émollientes ; par des onctions faites avec du beurre frais, souvent répétées, ce qu'elle doit employer plusieurs jours avant l'accouchement.

Lorsque la femme sera dans le travail, la Sage femme tâchera de reconnoître le plutôt qu'elle pourra, la situation dans laquelle l'enfant se présente. Si c'est par la tête, elle le laissera sortir en cette façon, ayant soin d'y aider en dilatant doucement l'orifice, autant qu'elle pourra, & en l'oignant de beurre.

Si au contraire l'enfant se présente par les pieds, elle profitera de cette position pour l'accoucher ; & elle le ramenera à cette position dans quelqu'autre situation que l'enfant puisse se présenter, en gardant toutes les précautions déjà plusieurs fois recommandées, soit en retournant l'enfant, soit en le tirant doucement & peu à peu.

On doit employer les mêmes moyens, & avoir les mêmes attentions quand on devra accoucher une femme qui aura une pierre dans la vessie, ou des hémorrhoïdes gonflées, ou quelque tumeur dans le rectum, ce qui demande qu'on ait soin de bien relâcher le vagin, & de ne point trop presser la sortie de l'enfant.

IV. CAS.

De la difficulté qui vient du vagin,

LES vices du vagin peuvent nuire à l'accouchement dans deux cas, mais deux cas rares.

Le *premier*, si la membrane connue sous le nom d'*Hymen*, laquelle ferme en travers l'orifice du vagin, en laissant un trou au milieu pour la sortie des regles, se trouve assez dense & assez épaisse dans quelque femme, & s'y est assez bien conservée pour y faire un obstacle à la sortie de l'enfant. Le cas est rare , mais un cas plus rare encore , c'est que nonobstant l'intégrité de l'Hymen , la conception ait pû se faire , par la seule ouverture qu'il y a au milieu de cette membrane ; cependant l'un & l'autre de ces faits sont réels , & les observations en fournissent quelques exemples.

Ce mal est aisé à (*a*) connoître , & quand il est connu , il est facile d'y remédier. Il faut faire à cette membrane avec un bistouri une incision longitudinale de haut en bas , ou pour plus grande sureté deux incisions en forme de croix , & mettre dans l'ouverture un pessaire de linge roulé , couvert d'onguent de la Mere , pour empêcher les lambeaux de se réunir , & les obliger de se replier sur les bords , où ils forment les caroncules myrtiformes.

Le *second* , est beaucoup plus fâcheux , si dans la longueur du vagin les parois opposées sont si étroitement collées ensemble , qu'on ne puisse pas espérer de les séparer , ne laissant qu'un

(*a*) Voyez *Liv.* I. *Chap.* IV.

petit paſſage par où les regles coulent,
& par où la conception s'eſt faite ;
mais par où il eſt impoſſible que l'enfant puiſſe ſortir. Cet accident eſt toujours la ſuite d'une conformation vicieuſe , ou de quelque plaie, exulcération ou excoriation de cette partie ,
qu'on a panſée très-négligemment.

On en trouve un exemple dans
l'Hiſtoire de l'Académie des Sciences ,
année 1712, *pages* 37 , 38. qui préſente en même-temps le ſecours de la
nature , comme l'unique reſſource.
« Une femme qui avoit été mariée à
» l'âge de 16 ans, avoit le vagin ſi
» étroit, qu'à peine un tuyau de plume
» d'oie y pouvoit-il entrer ; & n'étoit
» fermé par aucune membrane extraor-
» dinaire, comme il arrive quelque-
» fois .... D'ailleurs elle étoit tour-
» mentée par un mari jeune & vigou-
» reux, qui eſpéroit toujours ſe faire
» un paſſage , & n'y réuſſiſſoit point.
» Elle eût bien voulu trouver un re-
» mede *à ſon état*, mais il n'y en avoit
» aucun....., Enfin au bout de 11.
» ans , elle devint groſſe , ſans que le
» mari cependant fût plus avancé que

» le premier jour. *Le Chirurgien de*
» *Mery sur Seine de qui on tient cette*
» *observation*, fut bien persuadé qu'elle
» n'accoucheroit jamais. Cependant
» vers le cinquieme mois, le vagin
» commença à se dilater, & continua
» toujours depuis, de sorte qu'il prit
» à la fin une largeur naturelle & or-
» dinaire, & que la femme accoucha
» fort heureusement ». Le Chirurgien
» a cru avec beaucoup de raison, *ajoûte*
» *le Secrétaire de l'Académie*, qu'à me-
» sure que la matrice s'étendoit par l'ac-
» croissement du fétus, le vagin qui en
» est une continuation, s'étendoit aussi;
» & que la même cause qui est une plus
» grande affluence du sang, faisoit en
» même - temps les deux effets ».

On trouve dans l'Histoire de la
même Académie, *année* 1748 , une
autre Observation pareille « d'une
» femme de Brest, qui avoit le vagin
» si étroit, qu'à peine pouvoit il ad-
» mettre un tuyau de plume, & qui
» cependant étoit devenue grosse, la-
» quelle accoucha heureusement après
» trois heures de douleurs, d'un en-
» fant fort & puissant ». On trouve

une Obfervation femblable dans Riolan, *Anthropographie, Livre* II. *Chapitre*
35. & les exemples de cette efpece
ne font pas rares dans les Auteurs.

V. Cas.

De la difficulté qui vient du baffin.

Les os innominés & l'os facrum
forment par leur union une cavité connue fous le nom de *Baffin*, qu'on a
décrite au Livre *premier, Chapitre* I.
Dans cette cavité la matrice eft contenue dans les femmes qui ne font pas
groffes ; mais dans la groffeffe le corps
de la matrice s'éleve au-deffus, & dès
le troifieme ou quatrieme mois, il n'y
a que fon col & fon orifice, qui y
reftent. C'eft par cette cavité que l'enfant doit paffer dans l'accouchement,
ce qui doit obliger à en examiner l'état
avec beaucoup d'attention, & à bien
connoître les endroits difficiles qu'il
y a dans ce paffage.

L'Anatomie en fait voir deux, *l'un*
au commencement du baffin entre la
partie fupérieure de l'os facrum, qui
avance en dedans, & les os du pubis,

& on peut l'appeller le rétréciffement
ou le détroit fupérieur ; *l'autre* au bas
du baffin entre le coccyx , la pointe de
l'os facrum & les tubérofité des os
ifchion , qui doit être nommé le rétréciffement ou le détroit inférieur.
Dans l'état naturel, ces rétréciffemens,
quoique réels , ne font aucun obftacle
au paffage de l'enfant ; mais ils en font
dans les deux cas fuivants.

Le *premier* , quand les os du baffin
bien conformés , mais trop petits , ne
laiffent entre eux qu'un paffage trop
étroit.

L'*autre* , quand ces os mal conformés , quoique d'ailleurs affez grands ,
refferrent irrégulierement le paffage
qu'ils laiffent entre eux.

Le *premier* Cas eft fort rare , même
dans les femmes fort jeunes & fort petites ; & il eft plus rare encore qu'il
arrive de-là aucune difficulté confidérable dans l'accouchement , lorfque
l'enfant , & fur-tout fa tête , n'ont que
la groffeur ordinaire & naturelle. En
tout cas, on doit fe conduire alors
comme dans le cas où le paffage des
os du baffin , ayant la grandeur ordi-

naire, il se trouve que l'enfant a la téte trop grosse, dont on parlera au Chapitre suivant, *Cas* I.

Le *second* Cas demande un plus grand détail, & mérite plus d'attention, suivant que la conformation vicieuse des os du bassin en resserre le détroit supérieur ou le détroit inférieur.

I. Le détroit supérieur est resserré contre nature par la conformation vicieuse des os, lorsque la convexité supérieure de l'os sacrum avance trop dans le bassin, & qu'en méme temps les os du pubis, au lieu d'être relevés en dehors, comme ils sont naturellement, sont applatis & méme convexes en dedans. Dans ce cas le passage qui reste entre l'os sacrum, & les os du pubis est si étroit que l'enfant a grande peine à y passer, & qu'il est même impossible quelquefois qu'il y passe.

II. Le resserrement du détroit inférieur arrive dans des circonstances pareilles, lorsque la pointe de l'os sacrum est trop longue & trop courbée en dedans, que le coccyx est trop long, trop courbé & trop roide, & que les tubérosités des os ischion font trop longues, trop grosses & trop courbées, ce qui laisse entre ces différens os un passage trop étroit.

Ces vices de conformation dans les os du bassin sont les suites des maladies rachitiques, que les femmes ont eues dans leur jeunesse, & on ne les observe que dans les femmes contrefaites, boîteuses, bossues, déhanchées, éreintées, *bancroches*, qui devroient rester filles, si elles étoient raisonnables ; mais qui ont plus d'envie de se marier & de devenir meres, que celles qui sont le mieux conformées.

Dans le resserrement du détroit supérieur, il seroit bon qu'on l'eût reconnu d'avance en touchant la femme grosse, comme on l'a dit, Livre *premier*, Chapitre I. mais au moins faut-il le reconnoître au commencement du travail, pour pouvoir porter un jugement certain sur l'état des parties, & sur le danger de l'accouchement, & se justifier d'avance sur le mauvais succès qu'on a sujet de craindre, mais sur-tout pour juger si le passage est assez large pour entreprendre l'accouchement, ou s'il eſt abſolument impoſſible que l'enfant paſſe par-là , auquel cas il ne reſte d'autre reſſource que celle de l'opération Céſarienne , comme on verra *Livre* V. *Chapitre* VI.

Il ne ſuffit pas même dans ce malheureux cas , qu'il y ait aſſez d'eſpace pour laiſſer paſſer l'enfant , mais il faut que l'enfant ſe préſente de lui-même directement par la tête , car on ne ſçauroit lui aider. Encore faut - il beaucoup de dextérité pour tirer parti de cet accouchement ; car avant que la tête s'engage , il faut tourner ſur l'un ou ſur l'autre côté la face qui ſe préſente en bas , ce qui facilite le paſſage , parce que la tête eſt moins large d'une oreille à l'autre , que du derriere de la tête au nez. Par la même raiſon , dès que la tête eſt paſſée , il faut mettre les épaules à plat , pour les accommoder au paſſage. Que ſi la tête ou les épaules enclavées dans le détroit , ne peuvent point avancer , il faudra avoir recours au *forceps* courbe de M. Levret , qui a quelquefois réuſſi dans ce cas-là ; & ſi cet expédient manque , prendre le parti cruel de démembrer l'enfant pour le tirer par pieces. Je crois que ce simple exposé déterminera les Sages femmes à ne se point charger d'un pareil accouchement.

Celui de l'enfant arrêté au détroit inférieur, est moins fâcheux. Pour y réussir, il faut repousser le coccyx en dehors, graisser beaucoup le passage, écarter avec dextérité ce qui arrête l'enfant, tâcher de passer un doigt graissé sous son aisselle, pour s'en servir comme d'un crochet, faire tousser, éternuer, vomir la femme, & si ces expériences sont inutiles, employer le forceps courbe du M. Levret, dont on peut dans ce cas se servir plus facilement & avec plus de succès, que dans le précédent.

Il ne faut pas omettre qu'il y a dans ces accouchemens deux ressources, mais très-incertaines & souvent très-insuffisantes : *L'une*, que les os du pubis, & même les os des iles s'écartent, ce qui rend le passage du bassin un peu plus large ; mais cela n'arrive que dans les jeunes personnes, dont les articulations des os sont encore lâches, & les cartilages mols, & cela n'arrive pas toujours : *L'autre*, que la tête de l'enfant, qui eſt la partie du corps la plus groſſe, & par conſéquent celle qui a le plus de peine à paſſer, ſe moule & s'accommode au paſſage. Comme dans les enfans les ſutures du crâne ſont membraneuſes, que les os de la tête ſont flexibles, & que les articulations en ſont lâches, les efforts de l'enfant font prendre à la tête la forme qui convient à la figure du paſſage : s'il eſt rond, mais étroit, la tête s'allonge & s'arrondit ; s'il eſt étroit & plat, la tête s'applatit & s'allonge.

Comme dans ce cas il faut que la tête de l'enfant, pour ſe mouler ſur l'ouverture du paſſage, y ſoit fortement pouſſée, & qu'elle ne peut l'être que quand l'enfant ſe préſente par la tête, & qu'il peut ſe roidir ſur les pieds, il eſt viſible qu'on ne peut ſe flatter de quelque ſuccès, que quand l'accouchement ſe fait par la tête. Que ſi par malheur, il ſe préſentoit par les pieds, il eſt preſque certain qu'il ne ſortira jamais, ou qu'il ne ſortira, qu'en laiſſant la tête au paſſage.

Si l'on eſt aſſez heureux pour tirer

l'enfant en vie dans ces accouchemens, le premier foin doit être de le baptifer. On auroit même bien fait de le baptifer d'avance par injection, fi la chofe avoit été praticable. Après quoi on modelera doucement fa tête, qui doit être informe; & s'il y a des meurtriffures fur le corps, on les frottera avec de l'huile d'amandes douces, battue avec un peu de vin rouge tiéde.

VI. Cas.

De la difficulté qui vient du coccyx en particulier.

Le Coccyx, qui, comme on l'a vû, *Livre* I. *Chapitre* I. termine la pointe de l'os Sacrum, à laquelle il tient, fe recourbe naturellement vers le fondement, & rétrécit le contour de l'ouverture du baffin, fans nuire à l'accouchement dans l'état ordinaire; foit parce qu'il n'eft pas affez long pour diminuer beaucoup le contour du baffin, foit parce qu'il eft flexible & cede aifément à l'impulfion de l'enfant, qui, en fortant, le repouffe en dehors. Mais, comme on vient de le dire, il y fait un obftacle plus marqué dans deux cas ; le *premier*, lorfqu'il eft plus long qu'à l'ordinaire, c'eft-à-dire, compofé de cinq os de fuite, au lieu de quatre, ce qui arrive dans certains fujets : l'*autre*, s'il eft dur & inflexible, ce qui arrive dans les filles âgées, par l'endurciffement des cartilages qui uniffent les os du coccyx, & du ligament qui les enveloppe.

Dès que la Sage-femme aura reconnu cet obftacle, qu'il eft très-aifé de reconnoître, elle aura foin de repouffer le coccyx en dehors, en introduifant un doigt dans le fondement, & en élargiffant le paffage. Quelquefois, comme les os du coccyx ne font pas flexibles, on en déplace quelqu'un, ou fi on veut, on le difloque, mais le mal n'eft pas grand. Après l'accouchement, on le remet aifément en place, & ce dérangement momentanée n'a point de fuite.

CHAPITRE II.

Des accouchemens laborieux &
difficiles du chef de l'enfant.

L'ENFANT peut nuire lui-même
à sa sortie, & rendre l'accouchement
difficile, & il y nuit effectivement
dans les cas suivans.

I. CAS.

De la difficulté qui vient de ce que l'en-
fant a la tête trop grosse.

LES enfans ne sont pas tous de la
même grosseur, & il est visible que
l'accouchement de ceux qui sont les
plus gros, est toujours plus difficile,
que celui de ceux qui sont plus petits.
Mais la différence qu'il y a dans la
grosseur des enfans, par rapport à tout
le reste de leur corps, n'est jamais fort
considérable, & n'augmente pas beaucoup la difficulté de l'accouchement.
Le cas dont il s'agit, ne regarde donc
que la grosseur de la tête & des épau-

les, qui font les parties du corps de l'enfant, qui ont naturellement le plus de volume, qui quelquefois font extraordinairement grandes, & qui, dans ce cas-là, rendent l'accouchement très-laborieux.

Cette groffeur extraordinaire de la tête & des épaules des enfans, peut être quelquefois un vice de conformation ; mais pour l'ordinaire, c'eft une fuite de la reffemblance des enfans aux peres, qui ont de même une groffe tête & de groffes épaules.

Tout bien confidéré, ce cas eft dans le fond le même que celui où l'ouverture du baffin eft trop petite, dont on vient de parler dans le dernier Chapitre, *Cas* V. Car comme il faut pour la fortie de l'enfant une certaine proportion entre fa tête qui doit fortir, & le paffage par où elle doit fortir, la difficulté revient au même, foit que l'ouverture du baffin foit trop petite, la tête & les épaules de l'enfant n'ayant que la groffeur ordinaire ; foit que la tête & les épaules foient trop groffes, l'ouverture du baffin étant auffi grande qu'elle doit être.

I. Il

I. Iᴌ réſulte de-là , que quand l'enfant eſt trop gros , il eſt avantageux par deux raiſons , qu'il ſe préſente par la tête , plutôt que par les pieds , de même que dans le cas où l'ouverture du baſſin eſt trop étroite. La *premiere*, que dans l'accouchement par la tête , la plus grande partie des eaux reſtent dans les enveloppes , ce qui empêche que l'enfant ne ſe deſſéche , & qu'il ne ſoit trop ſerré par la matrice ; au lieu que dans l'accouchement par les pieds , ces deux inconvéniens arrivent par l'écoulement total des eaux. La *ſeconde*, que dans l'accouchement qui ſe fait par la tête , l'enfant ſe roidiſ-fant ſur ſes pieds , & pouſſé par la contraction de la matrice , agit forte-ment contre l'orifice pour s'y ouvrir un chemin en le dilatant , ou du moins pour y mouler ſa tête en l'allongeant, à quoi il réuſſit ſouvent ; au lieu que ces deux ſecours manquent dans l'ac-couchement par les pieds , comme on l'a déjà remarqué dans le Chapitre précédent.

Ainſi, ſi l'enfant ſe préſente par la tête, la face tournée en bas , com-

me elle l'eſt ordinairement dans cette
ſituation, la Sage-femme commencera
à exhorter la femme qui eſt en travail, à avoir du courage & de la patience, lui promettant un bon ſuccès.

Elle aidera cependant à l'accouchement en dilatant doucement l'orifice
de la matrice, en l'oignant ſouvent de
beurre frais, en écartant le coccyx,
donnant quelque petit bouillon, ou
quelque doux cordial, & ayant ſoin
de faire piſſer de temps en temps, ſi
le travail eſt long.

Elle pourra, quand elle le jugera à
propos, fortifier les efforts de la matrice & de l'enfant, en faiſant éternuer ou vomir la femme en travail,
par des ſternutatoires ou des éméti-
ques, ou en lui donnant de fortes
épreintes par des lavemens irritants.
Enfin, ſi elle voit la tête prête à franchir le paſſage, elle aura ſoin de profiter d'un bon effort pour faire que
les épaules s'y engagent ſans délai,
& ſi elle y réuſſit, elle pourra regarder cet accouchement comme fini.

II. Que ſi l'enfant ſe préſente par
les pieds, ou que la mauvaiſe poſi-

tion qu'il a dans la matrice, oblige de le ramener à cette situation, il faudra presser l'accouchement, parce que les eaux s'écoulent, que l'enfant reste à sec, & que les retardemens sont nuisibles. Cela avance sans peine jusqu'aux fesses. Alors supposé que l'enfant ait la face en devant, ce qui est ordinaire dans cette situation, il faudra le retourner, pour empécher que le menton ne s'accroche contre les os du pubis. Cela fait, continuer de tirer doucement l'enfant, jusqu'à ce que les épaules s'engagent au passage; & supposé qu'elles le franchissent, faire en sorte que la téte en prenne sur le champ la place, & profite de la dilatation que les épaules ont procurée. Ce n'est que par-là que cet accouchement peut réussir, mais il est rare que le volume de la téte, qui garde sa rondeur, n'y mette pas un obstacle souvent insurmontable.

II. Cas.

De la difficulté, qui vient de ce que l'enfant est hydropique.

Il n'y a que l'hydropisie de la téte, ou l'hydrocéphale, & l'hydropisie du bas-ventre, ou l'hydropifie afcite, qui puiffe nuire à l'accouchement, l'une en groffiffant la tête, l'autre en enflant le bas-ventre. Pour l'hydropifie de la poitrine, fuppofé qu'elle arrive aux enfans dans le fein de leur mere, comme elle n'enfle pas la poitrine, elle ne doit pas être comptée entre les caufes d'un accouchement laborieux.

Ces hydropifies arrivent aux enfans dans le fein de leur mere, de même qu'aux enfans qui font nés, & les exemples n'en font pas rares. Elles viennent des mêmes caufes que je n'entreprens pas d'examiner, parce qu'il ne s'agit pas ici de remédier au mal, mais à la difficulté que le mal apporte à l'accouchement.

La principale attention de la Sage-femme doit être de s'affûrer de la réalité de ces hydropifies, car il faut bien fe garder d'employer les moyens fâcheux qu'elles demandent, à moins qu'on n'y foit forcé par la certitude de leur exiftence, & par l'inefficacité reconnue de toute autre reffource.

1°. Les enveloppes déchirées, & l'enfant fe préfentant à nud, on recon-

noît l'hydropisie du cerveau, en ce que
la tête qui se présente, est plate, &
beaucoup plus étendue qu'elle ne doit
l'être : en ce que les sutures, sur-tout
la suture sagittale, sont beaucoup plus
écartées qu'elles ne le sont ordinairement, & que la fontenelle est extrê-
mement large : en ce que l'entre-deux
des sutures, & sur-tout de la fontenelle, est très-mol & très-lâche.

2°. Dans les mêmes circonstances,
on reconnoît l'hydropisie du bas-ventre, en ce que l'enfant, la tête & les
épaules passées, demeure arrêté au passage par le ventre ; & en ce que, poussant une main bien graissée dans la matrice, le long de la poitrine de l'enfant jusqu'au creux de l'estomac, on
sent la grosseur du ventre.

Dans l'un & l'autre de ces cas, la
premiere attention doit être de procurer l'accouchement en la forme ordinaire ; ce qui réussit souvent, quand
ces hydropisies ne sont pas considéra-
bles, ou que l'orifice de la matrice se
prête à une dilatation convenable. Il
faut donc employer, & employer pa-
tiemment toutes les ressources qu'on

vient de propofer pour l'accouchement des enfans, qui ont une fort groffe
tête.

Mais fi ces reffources font inutiles,
& qu'on voie la femme prête à fuc-
comber par la violence & la continuité du travail, on fera forcé de vuider les eaux de ces hydropifies par un
moyen violent, & avec un danger certain pour l'enfant ; mais l'obligation où
l'on eft de fauver la mere, doit jufti-
fier la dure néceffité où l'on fe trouve, d'autant plus qu'on ne peut point
compter fur la vitalité d'enfans atta-
qués, dès le fein de leur mere, de deux
maladies prefque toujours mortelles.

I. Ainsi, dans l'hydrocéphale, 1°.
on portera la main gauche graiffée
dans la matrice, jufques fur la fontenelle.

2°. De la main droite, on fera
gliffer le long de la main gauche un
trois-quarts affez long, dont la pointe
fera armée d'un bouton de cire, pour
ne point bleffer dans l'introduction.

3°. On conduira avec la main gauche la pointe du trois-quarts fur la
fontenelle, où on l'enfoncera ; alors

retenant le trois-quarts, on retirera le poinçon, & on laissera vuider l'eau.

4°. Par ce moyen, la tête s'applatit & passe aisément, & le reste du corps suit sans peine, car dans ce cas l'enfant est émacié.

II. DE même dans l'hydropisie ascite, 1°. on conduit quelques doigts de la main gauche graissée le long de la poitrine de l'enfant, jusqu'au creux de l'estomac.

2°. De l'autre main, on pousse entre le corps de l'enfant & les doigts introduits, un long trois-quarts, dont la pointe doit être garnie d'un bouton de cire, jusqu'au ventre de l'enfant.

3°. On dirigera avec les doigts qui sont dans la matrice, la pointe du trois-quarts, qu'on enfoncera ensuite dans le ventre ; & en retirant le poinçon, on vuidera les eaux, après quoi l'accouchement s'exécute de soi-même.

Mais dans l'un & l'autre cas, avant que d'employer ces pratiques meurtrieres, on baptisera l'enfant. Cela seroit aisé, s'il paroissoit en dehors quelqu'un de ses membres ; mais comme il n'en paroît point, il faut le bap-

tifer par injection, ce qui eſt une pratique autoriſée, comme on le verra à
la fin du Traité. On aura donc une ſe-
ringue pleine d'eau un peu tiéde, &
dont la canule ſoit longue ; à la faveur
de la main gauche introduite dans la
matrice, on en conduira la canule ſur
une partie du corps de l'enfant, dépouillée de ſes enveloppes, & en pouſſant de la main droite le piſton pour
faire tomber l'eau ſur l'enfant, la Sage-femme prononcera les paroles ſa-
cramenteles.

III. Cas.

De la difficulté, qui vient de ce que
l'enfant eſt monſtrueux.

La génération des monſtres eſt un
myſtere de la nature, où la curioſité
des Philoſophes n'a pu pénétrer encore, & où, ſuivant ce qu'on en peut
préſumer, elle ne pénétrera jamais.
On diſpute ſi les monſtres viennent
de la réunion de deux germes,
ou s'ils ont été originairement ainſi
formés. La premiere de ces ſuppoſi-
tions croule ſous le poids des objec-

tions qui l'accablent, & dans l'autre, on ose demander quelles raisons a pu avoir l'Auteur de la nature pour les former, & comme on ne les comprend pas, peu s'en faut qu'on ne porte la témérité jusquà le blâmer.

Je n'ai garde de m'engager dans des questions aussi obscures, parce que je ne dois pas me flater de les résoudre, & que je sçais que ces vaines spéculations ne sont d'aucune utilité dans l'art d'accoucher, dont il est ici question. Il suffit d'observer qu'il y a en général deux sortes de monstres ; les uns, où il y a défaut de quelques parties qui manquent, *à defectu*, & les autres, où il y a superfluité de quelques membres qui sont de trop, *ab excessu*. La premiere espéce de monstres n'apporte aucun obstacle à l'accouchement ; mais il n'en est pas de même de l'autre, comme il est aisé d'en juger.

Cependant entre les monstres de cette espéce, il y en a qui nuisent plus à l'accouchement les uns que les autres ; un enfant, *par ex*, qui auroit deux têtes, seroit plus difficile à accoucher qu'un enfant qui auroit trois bras, &

I v

celui qui auroit trois bras, plus difficile à accoucher de même, que celui
qui auroit trois oreilles à la tête ou fix
doigts à la main.

Il eft fouvent affez difficile de reconnoître fi l'enfant eft monftrueux.
Une attention réfléchie, & un examen
férieux pourront pourtant faire juger,
après avoir déchiré les enveloppes, fi
l'enfant que l'on manie à nud, a quelque défectuofité confidérable. C'eft
ainfi qu'on voit s'il a deux têtes, quand
il fe préfente par la tête ; ou s'il a quatre jambes, quand il fe préfente par
les pieds.

Lorfqu'on s'eft affuré de l'état de
l'enfant, il faut faire tout ce qu'on
peut pour en procurer la fortie, tout
monftrueux qu'il eft ; employer pour
cela tous les moyens qu'on a propofés
pour les accouchemens difficiles ; onctions & dilatations de l'orifice de la
matrice, écartement du coccyx, fomentations, lavemens, fternutatoires,
émétique. Mais quand on voit que
tout eft inutile, & que l'on s'apperçoit que la mere s'épuife & s'affoiblit,
il faut dans cette dure néceffité, pour

la sauver, démembrer l'enfant dans la matrice, après l'avoir baptisé, comme on l'a dit dans le *Cas* précédent. Mais je ne crois pas les Sages-femmes assez courageuses, ni assez adroites, pour une pareille opération, & je leur conseille de faire appeller un Accoucheur.

IV. Cas.

De la difficulté, qui vient de ce qu'il y a deux enfans dans la matrice.

Les Gemeaux ont chacun leur arriere-faix particulier, tiennent chacun à un placenta distinct, sont renfermés dans des enveloppes séparées, ne peuvent point communiquer ensemble, que quand ces enveloppes sont déchirées, ce qui n'arrive que très-rarement dans la matrice à l'approche de l'accouchement, & n'arrive jamais dans l'endroit par où elles se touchent, parce que c'est l'endroit où elles sont les plus fortes par leur jonction. En un mot, les Gemeaux sont comme deux grossesses entiérement distinctes.

On peut soupçonner dans les derniers mois, qu'une femme groffe porte deux enfans, lorfqu'elle a le ventre fort gros & fort pefant; qu'elle a le ventre comme féparé en deux par une ligne intermédiaire; qu'elle diftingue deux mouvemens différens dans le ventre, & qu'elle les diftingue en deux endroits. Mais on n'a de certitude fur l'exiftence des gemeaux, que quand dans l'accouchement la matrice eft affez ouverte, pour pouvoir y introduire un doigt, avec lequel on diftingue les deux enfans.

Les gemeaux nuifent à l'accouchement par deux raifons, 1°. parce qu'ils s'empêchent mutuellement de faire la culbute d'une maniere réguliere à l'approche de l'accouchement; ce qui fait que l'un des deux eft prefque toujours mal placé, & même quelquefois tous les deux. 2°. Parce qu'ils fe préfentent quelquefois tous les deux au paffage, ou qu'ils y préfentent pour le moins quelqu'un de leurs membres, comme une jambe ou un bras, ce qui empêche ou gêne la fortie de celui qui s'y préfente tout de bon.

Après avoir reconnu la préfence

de deux gemeaux, il faut commencer par accoucher celui qui est le plus près du passage. S'il se présente par la tête, la face en bas, comme il arrive, quand il a fait une culbute réguliere, on l'accouchera en cette façon, en gardant toutes les précautions nécessaires, & donnant tous les secours possibles à la personne qui est en travail. Si le placenta suit l'enfant, après avoir lié le cordon à deux travers de doigt du nombril, on le coupera, & on donnera l'enfant à la garde, pour travailler à l'accouchement de l'autre enfant. Mais si le placenta tient à la matrice, comme c'est l'ordinaire, au lieu de l'en détacher, ce qui attireroit beaucoup de sang, on fera au cordon une double ligature, l'une près du nombril de l'enfant, & l'autre quatre travers de doigt plus loin; après quoi, on le coupera dans l'entre-deux, on donnera l'enfant à la garde, & on renvoyera l'extraction du placenta après la sortie de l'autre enfant, dont on s'occupera sans délai.

Si le premier enfant se présente par les pieds, ou dans quelque mauvaise posture, qui oblige à le ramener à cette situation, on en fera l'accouchement en cette forme, prenant bien garde que les deux pieds qu'on aura dans les mains, tiennent au même enfant, & ayant soin, quand l'enfant sera sorti jusqu'aux fesses, de le retourner pour en placer la face en bas. Ordinairement les deux arriere-faix sortent alors avec l'autre enfant, & l'accouchement est fini. En tout cas, après avoir fait une double ligature au cordon, & l'avoir coupé dans l'entre-deux, on donnera l'enfant à la garde, & on travaillera à détacher le double placenta qui tient à la matrice, en quoi on suivra la méthode, qu'on va exposer dans le Chapitre suivant, *Cas. II.*

CHAPITRE III.

Des accouchemens laborieux & difficiles du chef de l'arriere-faix.

L'ARRIERE-FAIX comprend le placenta, le cordon & les enveloppes : comme chacune de ces parties peut nuire à l'accouchement, cela donne lieu à pluſieurs cas différens.

I. C A s.

De la difficulté, qui vient de ce que le placenta ſe préſente le premier au paſſage.

L E placenta reſte collé contre la matrice pendant l'accouchement, & c'eſt un bien, parce que l'accouchement ſe fait par ce moyen, ſans beaucoup de perte de ſang ; mais ſur la fin les trépignemens de l'enfant, les contractions de la matrice, le tiraillement du cordon que l'enfant entraîne en ſortant, le détachent, & il ſuit ordinairement l'enfant. Mais cet ordre eſt interverti dans deux occaſions ; quelquefois le placenta ſe détache, auſſi vîte que l'enfant, tombe même devant lui ſur l'orifice de la matrice, & c'eſt le cas dont il s'agit ici. D'autres fois le placenta reſte collé contre la matrice, après la ſortie de l'enfant, & c'eſt le cas dont on parlera dans le cas ſuivant.

Il arrive au placenta de ſe détacher

trop tôt dans deux cas. 1°. Lorfque le cordon ombilical eft trop court, ou ce qui revient au même , lorfqu'il eft entortillé autour de l'enfant ou de quelqu'un de fes membres. Dans ces cas-là, l'enfant, en faifant la culbute , tire le cordon , & le cordon détache le placenta. 2°. Lorfque la femme fait fur la fin de fon terme quelque faux pas , quelque chute , ou qu'elle fe donne quelque fecouffe trop forte. Dans l'un & dans l'autre cas , cet accident n'arrive ordinairement qu'aux femmes qui ont la matrice foible, mince , peu pulpeufe , ou relâchée & glaireufe , ce qui fait que l'union avec le placenta ne tient pas affez fortement.

Quand le placenta fe détache trop tôt , il en arrive deux effets fâcheux. *L'un* eft une hémorrhagie abondante, pendant l'accouchement , qui met l'accouchée en danger. Cette hémorrhagie vient de ce que les veines cécales ou appendices veineufes , dégagées du placenta , verfent le fang à plein canal dans la matrice. *L'autre* , eft que le placenta tombant d'abord fur l'orifice de la matrice , rabat par fa mollefle les efforts que la tête de l'enfant feroit , ce qui rend l'accouchement plus long.

Il faut donc fe preffer de délivrer la femme , qui eft en danger dans cette fituation. C'eft pourquoi fi l'orifice de la matrice eft affez ouvert ; ou s'il ne l'eft pas , après l'avoir fuffifamment dilaté , on examinera le corps qui fe préfente , & l'on jugera que c'eft le placenta , dès qu'on fentira que c'eft un corps mol & fpongieux. On tâchera de le ranger à droite ou à gauche , pour atteindre aux enveloppes , qu'on déchirera avec les ongles , pour faire écouler les eaux. Que fi l'on avoit trop de peine à ranger le placenta , on prendra le parti de le déchirer lui-même , & de déchirer enfuite les enveloppes qui font au-deffous , pour donner une iffue prompte aux eaux.

Les eaux de l'accouchement vuidées , l'hémorrhagie , diminuera de près de moitié , parce qu'alors la matrice fe refferrera , & qu'en fe refferrant elle refferrera à proportion les veines cécales ou appendices veineufes , par où le fang fe perd. Il faut cependant

continuer de se hâter, & ayant reconnu
la situation de l'enfant par la déchirure
des enveloppes, l'accoucher sans délai
par la tête, s'il se présente par la tête,
ou par les pieds, si c'est par les pieds
qu'il se présente, ou que la mauvaise
situation qu'il a dans la matrice, oblige
de le ramener à cette situation, ob-
servant dans l'un & dans l'autre cas
toutes les précautions, qu'on a si souvent recommandées, & qui convien-
nent à chaque espece de ces accouchemens.

L'enfant une fois tiré, la matrice se
resserre, l'hémorrhagie diminue & ces-
se, & l'on n'a besoin que de laisser l'accouchée en repos, & de la tenir aux
bouillons pour éviter la fievre.

Je n'ai qu'une réflexion à ajouter,
c'est que si le placenta avoit déjà franchi le passage, & étoit tombé dans le
vagin, il faudroit alors déchirer sur le
champ les enveloppes pour vuider les
eaux, faire rentrer le placenta dans la
matrice, en baissant le haut du corps
de la femme en travail, pour procurer
ensuite la sortie de l'enfant séparément
de ses enveloppes, quoiqu'il soit arrivé

plus d'une fois, dans ce cas-là même, qu'on a accouché l'enfant avec toutes ses enveloppes.

II. Cas.

De la difficulté, qu'il y a de délivrer la femme, quand l'arriere-faix, au lieu de sortir à la suite de l'enfant, reste dans la matrice.

Le placenta reste collé contre la matrice, après la sortie de l'enfant, par deux causes ; la *premiere*, que la matrice est épaisse, pulpeuse, ce qui fait qu'elle s'insinue intimement dans les sinuosités du placenta, & qu'elle en embrasse étroitement les éminences, lesquelles s'enfoncent dans sa substance : la *seconde*, que le placenta est plus grand qu'à l'ordinaire, & plus pulpeux lui-même, & par-là s'attache à la matrice plus étroitement, & par une plus grande surface.

Quand on trouve que le placenta résiste à son extraction après la sortie de l'enfant, il faut faire au cordon deux ligatures, l'une à deux travers de doigt du nombril, l'autre quatre travers de doigt plus haut ; après avoir coupé le cordon dans l'entre - deux, on fe débarraffera de l'enfant , pour ne s'occuper que de l'extraction du placenta.

Alors la Sage - femme prendra le cordon ombilical de la main gauche, après l'avoir enveloppé d'un linge ufé & fec , pour l'empécher de gliffer dans la main. Dans cette pofition elle fe gardera bien de tirer le cordon à elle directement ; ce feroit le moyen de procurer le renverfement de la matrice ; mais elle introduira le long du cordon le doigt indice de la main droite , bien graiffé de beurre , jufqu'à l'orifice de la matrice, & plus avant s'il peut , & en appuyant ce doigt fur le cordon , elle le pouffera doucement tantôt à droite & tantôt à gauche , tantôt en haut & tantôt en bas , pour ébranler le placenta & parvenir à le dé-tacher, ce qui réuffit fouvent.

Si cette premiere tentative eft inutile , il feroit bon de laiffer un peu refferrer la matrice , parce qu'il eft fûr qu'en fe refferrant , elle fe détachera du placenta , qui ne peut pas fe reffer-

rer de même. Mais on craint avec raiſon que l'orifice de la matrice ſe reſſer-
rant à proportion, ne ferme toute entrée dans la matrice ; on pourra pourtant prévenir cet inconvénient, en
tenant pendant un quart d'heure la
main dans l'orifice, pour le tenir ouvert ; après quoi on fera une nouvelle
tentative, & ſuivant les apparences
avec plus de ſuccès.

Que ſi le placenta réſiſtoit encore,
on ſera forcé de porter la main droite
le long du cordon juſqu'au placenta,
pour l'arracher. On ſe gardera bien de
l'attaquer par ſa circonférence, parce
qu'on pourroit ſe tromper & le confondre avec la matrice, ce qui ſeroit funeſte ; mais on le prendra par l'attache
même du cordon, en y enfonçant le
doigt indice au-deſſous des ramifications des groſſes branches de la veine
& des arteres ombilicales, ſe ſervant
de ce doigt pour ébranler & pour ſéparer le placenta.

Le malheur eſt qu'il arrive quelquefois que dans les premieres tentatives
qu'on fait, en tirant trop fortement
le cordon, on le rompt ou on l'arra-

che ; & qu'on n'a plus rien qui guide au placenta, pour l'aller détacher avec les doigts, comme on vient de le dire. On comprend bien à quel danger on exposeroit l'accouchée, si on s'en prenoit à la matrice au lieu du placenta. Il faut donc dans un pareil cas, employer une personne bien instruite, qui sçache aller chercher le placenta au fond de la matrice ; qui le distingue de la surface de la matrice par les grosses ramifications des vaisseaux, qui sont à son centre ; & qui après avoir tout examiné, en enfonçant le doigt dans le placenta comme on l'a dit, parvienne à le détacher.

Que si quelque bord du placenta se trouvoit déjà décollé d'avec la matrice, ce qui arrive souvent, l'extraction en seroit bien plus facile, parce qu'on continueroit à le séparer par cet endroit, en retirant avec un doigt la partie du placenta détachée ; & repoussant la matrice avec un autre doigt.

On se servira de la main introduite dans la matrice, pour entraîner en la retirant les caillots, & peut - être même quelques débris de placenta qui

pourroient s'y trouver, ce qui n'em-
pêchera pas qu'on ne doive faire des
injections dans la matrice pendant
quelques jours avec la décoction tiede
de mauve, guimauve, & graine de
lin, pour n'y rien laisser d'étranger.

On sera peut-être surpris que je ne
propose aucun des remedes, que la
plûpart des Auteurs recommandent
avec tant d'emphase, pour procurer la
sortie du placenta resté dans la matrice ; mais je n'ai jamais trouvé aucune vertu dans ces remedes, & je
n'aime pas à perpétuer des préjugés
chimériques, en rapportant des remedes que je n'approuve pas.

III. Cas.

*De la difficulté, qui vient de ce que le
cordon ombilical sort avant l'enfant*

Le cordon ombilical suit ordinairement l'enfant dans l'accouchement,
mais quelquefois il le précéde & se
présente le premier au passage, & c'est
le cas dont il s'agit.

Cet accident arrive ordinairement
dans l'un des trois cas suivans :

1°. Quand le cordon eſt fort long & fort pendant : 2°. Quand l'enfant eſt long-temps à engager la tête dans l'orifice, ce qui donne le temps au cordon de s'y gliſſer : 3°. Quand les eaux ſont abondantes, & entraînent le cordon en s'écoulant.

En général, le cordon peut s'engager dans le paſſage en deux occaſions différentes, ou lorſque les enveloppes ſont encore entieres, ou lorſqu'elles ſont déchirées. Dans ce dernier cas, on reconnoît facilement que le cordon tombe dans le paſſage, parce qu'on le touche à nud. On le reconnoît de même dans l'autre cas à travers les enveloppes, quoiqu'on ne le reconnoiſſe pas ni ſi ſurement, ni ſi facilement ; ce qui quelquefois oblige à déchirer les enveloppes pour en être certain, & c'eſt même toujours le parti le plus ſûr, parce que l'accouchement s'exécutera plus facilement.

Cela fait, ſi l'enfant ſe préſente par la tête, on rangera le cordon à côté, & on l'y retiendra par le bout des doigts d'une main, juſqu'à ce que le premier effort, qui ſurviendra, pouſſe

la

la tête de l'enfant dans le passage, ce qui fera qu'on n'aura plus à craindre pour la chute du cordon. On achévera ensuite l'accouchement en la forme ordinaire, & avec les précautions si souvent recommandées.

Que si l'enfant présente les pieds, ou que la mauvaise position où il est dans la matrice, détermine à lui donner cette situation, on se hâtera de l'y ramener, après avoir rangé le cordon à côté & en dedans de l'orifice, ce qu'on fera avec toute l'attention nécessaire, après quoi le reste de l'accouchement sera facile.

On ne doit pas omettre un cas, qui arrive souvent, où le cordon embarrasse & retarde l'accouchement. C'est quand il fait un ou deux tours autour du col de l'enfant. Si ces tours sont lâches, on peut ne s'en point occuper, mais s'ils sont serrés, & qu'on laisse avancer l'enfant dans cet état, ou il s'étranglera, ou il arrachera violemment le placenta, & causera même quelquefois le renversement de la matrice.

Il faut donc y remédier promptement, avant que l'enfant s'engage plus avant dans le paſſage. Pour cet effet, on placera la femme à la renverſe, on baiſſera le tronc du corps & on élévera les feſſes, pour pouvoir repouſſer la matrice dans le ventre & l'enfant dans le fond de la matrice. On profitera de la liberté d'agir que ces ſituations donneront, pour paſſer une & deux fois, s'il le faut, par - deſſus la tête de l'enfant, le cordon, & en débarraſſer le col ; après quoi, il n'y aura plus qu'à conduire l'accouchement ſelon les regles ordinaires.

IV. Cas.

De la difficulté qui vient des enveloppes.

On a déjà fait remarquer, qu'on doit retenir les eaux de la matrice dans l'accouchement naturel, pour y faciliter les mouvemens de l'enfant dans ſes enveloppes, pour entretenir la ſoupleſſe & la lubricité de ces enveloppes & de l'enfant, pour empêcher la phlogoſe & le bourſoufflement de l'intérieur de la matrice.

Conformément à ce principe, on

laisse les eaux se former, c'est-à-dire, se ramasser dans le vagin dans une poche faite par l'extension des enveloppes, jusqu'à ce que la tête de l'enfant soit engagée dans le passage. Alors l'impulsion de l'enfant sur les eaux de cette poche, déchire les enveloppes qui la forment, les eaux s'écoulent, l'enfant les suit de près & l'accouchement s'exécute heureusement.

Mais il arrive quelquefois que ces enveloppes sont si fortes, ou si épaisses, que les efforts de l'enfant ne suffisent pas pour les déchirer, ce qui arrête le cours de l'accouchement, & empêche l'enfant d'avancer. Pour lever cet obstacle, il faut déchirer les enveloppes, & c'est à quoi la Sage-femme ne manque pas. Après quoi, l'accouchement ne souffre plus de difficulté.

Je dois seulement avertir les Sages-femmes encore peu expérimentées, 1°. qu'il ne faut déchirer ces enveloppes, que quand on est bien sûr que la tête de l'enfant est à demi-engagée dans le passage; afin que les secondes eaux, qui sont derriere l'enfant, & dont la

préfence eſt encore néceſſaire, ne puiſ-
ſent pas s'écouler ; 2°. qu'il faut les
déchirer avec les ongles, qui ſuffiſent
pour cette opération, ou en tout cas
avec un petit biſtouri fort court, qu'on
y portera entre les doigts.

CHAPITRE IV.

Des Accouchemens laborieux & difficiles par des cauſes purement accidentelles.

I. CAS.

De la difficulté qui vient de l'avortement.

JE n'ai point deſſein de traiter ici
de l'avortement dans l'étendue
que l'importance du ſujet ſembleroit
demander, parce que j'en ai parlé amplement dans le Traité des Maladies
des Femmes, *Livre* III. *Chapitre* XII.
Je ne penſe pas d'ailleurs qu'il
convienne aux Sages-femmes de ſe
charger d'une grande théorie ſur l'a-
vortement ; tout ce qu'il leur importe
de ſçavoir, ſe réduit aux trois articles

suivans, I. Comment doit-on se conduire, quand on est auprès d'une femme grosse menacée d'une fausse-couche, qui n'est pas encore décidée?
II. Que faut-il que la Sage-femme
fasse, quand l'avortement est décidé?
III. Enfin, comment doit-elle se com-
porter si elle est jamais appellée auprès d'une femme qui se soit fait avorter, mais qui effrayée du péril, demande du secours.

ARTICLE I.

*Comment la Sage-femme doit-elle se
conduire auprès d'une femme menacée
d'une Fausse-couche, qui n'est pas encore décidée?*

L'ON n'entend parler ici que des bles-
sures purement accidentelles, qui viennent de quelque cause extérieure,
comme d'une chute, d'un faux pas,
d'un coup reçu sur le ventre, d'une
toux opiniâtre, du vomissement, des
épreintes, de l'imprudence d'être allée
à cheval, d'avoir dansé, couru, crié,
ou d'avoir soulevé quelque fardeau.

Si à la suite de quelqu'un de ces accidents, une femme grosse sent des douleurs dans les reins & dans le ventre,
si son enfant ne se remue plus ou se
remue foiblement, & ce qui est encore
plus fort, s'il lui arrive quelque perte
de sérosité sanglante, & même de sang,
on a juste raison de craindre une fausse-
couche, quoiqu'aucun de ces signes ne
soit pas décisif, pas même la sérosité
sanglante, ou le sang qui coule, car ces
écoulemens peuvent venir du vagin,
ou de l'orifice de la matrice légerement
entr'ouvert.

Dans ces circonstances, si la Sage-
femme est appellée la premiere, comme c'est assez la coutume, elle fera
mettre au lit la femme grosse ; lui fera
tirer neuf ou dix onces de sang de l'un
des bras ; lui donnera une ou deux cuillerées d'eau de fleurs d'Orange avec
du sucre ; lui servira un lavement avec
la décoction d'armoise & de matricaire, où l'on mettra deux onces d'huile
d'amandes douces ; lui fera prendre
une potion avec les eaux distillées de
plantain & de mille-feuille, où l'on
ajoutera du mastich, de la racine de

biftorte & de tormentille en poudre,
& de la confection d'alkermès ; lui fera
des embrocations fur le ventre avec de
la thériaque delayée dans du vin rouge,
ou des fomentations avec la décoction
de rofes rouges, de plantain, de la re-
nouée , de balauftes ; lui appliquera
l'emplâtre de Madame Fouquet.

Mais elle fera mieux, c'eft que fi
l'affaire lui paroît grave , elle fera appeller un Médecin, qui fe chargera
de cette conduite, laquelle eft plus de
fa compétence que de celle de la Sage-
femme. Quant à elle, elle fe contentera d'examiner fi l'enfant eft en place ,
ou s'il eft abaiffé ; fi les mouvemens
en font naturels, ou foibles & languiffants ; fi la matrice eft ouverte ou
fermée ; fi l'écoulement augmente ou
non; afin de pouvoir juger fi le danger
de la fauffe - couche augmente ou diminue.

Ces fortes d'allarmes fe terminent
de trois façons, quelquefois ces accidens ceffent par le repos ou par les re-
mèdes, la femme ne fent plus aucune
douleur, aucune colique, elle fe réta-
blit entiérement & continue de porter

fon enfant jufqu'à fon terme ; mais dans ce cas-là, on doit l'exhorter à fe ménager avec beaucoup d'attention. Quelquefois les accidens vont en augmentant, le ventre s'abaiffe, il furvient des tranchées fréquentes qui partent des reins en bas, la perte augmente, la matrice s'ouvre de plus en plus, & l'avortement eft décidé : Quelquefois enfin, les chofes reftent dans le premier état, avec une perte de fang qui continue, mais qui n'eft pas grande, les douleurs continuent auffi, mais font tolérables, & la femme fe flatte qu'il n'y a rien à craindre dans fon état. Nous allons examiner ces deux cas dans l'Article fuivant.

ARTICLE II.

Que faut-il que la Sage-femme faffe, quand l'avortement eft décidé, ou que fans l'être les accidens continuent, quoique moins forts avec une perte de fang continuelle ?

CES deux états reviennent au même ; toute la différence qu'il y a, c'eft que dans le premier , l'avortement commence ; qu'il n'eſt pas ſi prochain dans l'autre cas , mais qu'il eſt immanquable. Pour que la Sage-femme ſoit prête à remplir ſon miniſtere dans l'un & l'autre de ces deux eſpéces d'avortemens , il faut qu'elle ſçache ,

Que l'avortement eſt une excluſion prématurée d'un enfant déjà conçu, depuis quelque peu de temps qu'il le ſoit.

Qu'il peut par conſéquent y avoir des avortemens dans tous les temps de la groſſeſſe, juſqu'à la fin du neuvieme mois , & à l'entrée du dixieme , où l'enfant a acquis tout l'accroiſſement néceſſaire, & où ſon excluſion eſt alors un accouchement naturel.

Que par un uſage , dont on ne ſçauroit rendre raiſon , on eſt dans l'habitude d'appeller des *faux germes* , les avortemens du premier & du ſecond mois de la groſſeſſe , & quelquefois même du troiſieme , quoique ce ſoient des conceptions bien réelles , quelque petit que ſoit le fétus , qui y eſt contenu.

Qu'il faut donner le nom d'*Avor*

K v

ment à toutes les exclusions qui se font dans le reste du cours de la grossesse, même aux enfans de sept & de huit mois, avec cette seule différence, que dans les avortemens de quatre, cinq, ou six mois, l'enfant n'est pas viable, parce qu'il n'est pas encore parfaitement formé ; au lieu que les enfans sont souvent viables dans le septieme & dans le huitieme mois, parce qu'alors leur conformation est plus avancée, & approche plus de la conformation parfaite du neuvieme mois révolu.

Que les avortemens des deux premiers mois, se font sans douleur ou avec peu de douleur, sans hémorrhagie ou avec peu d'hémorrhagie, & sans peine ou avec très-peu de peine. *Sans douleur*, parce que le germe, c'est-à-dire, l'arriere-faix, qui contient l'embryon, n'est point collé contre la matrice, ou l'est très-foiblement, auquel cas il s'en sépare facilement : *Sans hémorrhagie*, parce que dans le premier cas, les veines cécales ou appendices veineuses ne s'ouvrent point, & qu'il s'en ouvre très - peu dans le second : Enfin *sans peine*, ou avec peu de peine, parce que ce germe, qui n'est pas plus gros qu'un œuf de pigeon, ou qu'un œuf de poule, glisse facilement par l'orifice de la matrice, entraîné par l'écoulement de sang qui se fait.

Que les autres avortemens sont difficiles & douloureux ; plus douloureux même & plus difficiles que l'accouchement naturel, où l'enfant est plus gros ; & cela par plusieurs raisons : 1°. Parce que dans les avortemens qui viennent d'une cause violente, la divulsion du placenta se fait toujours avec effort, & par conséquent avec douleur : 2°. Parce que cette divulsion violente & prompte du placenta déchire presque toujours plusieurs appendices veineuses de la matrice, qui n'ont pas le temps de se dégaîner, ce qui fait qu'elles versent du sang plus abondamment & plus long-temps : 3°. Parce que ces avortemens se font sans que l'orifice de la matrice ait été ramolli par le séjour de l'enfant, comme dans l'accouchement naturel : 4°. Parce que l'avorton n'aide pas à

K vj

ſon excluſion par ſes trépignemens, ou aide peu, au lieu que l'enfant de neuf mois révolus qui eſt plus fort, y aide efficacement : 5°. Enfin, parce que l'arriere-faix, qui dans les avorte-mens eſt plus grand que dans l'accou-chement naturel, s'arrête au paſſage, par où l'enfant plus menu a paſſé ſans peine, & rend ainſi l'accouchement plus long & plus difficile.

Sur ces faits, qui ſont certains, une Sage - femme prudente pourra régler le prognoſtic qu'elle doit porter, & la conduite qu'elle doit tenir, n'ou-bliant pas que comme dans tous les avortemens, la perte de ſang eſt gran-de, il faut pour la faire ceſſer, hâter la ſortie de l'avorton, puiſque c'eſt l'unique moyen d'y réuſſir.

I. Si l'avortement eſt déjà commen-cé, & la matrice aſſez ouverte pour permettre d'y introduire quelques doigts, on s'en ſervira pour pincer les enveloppes & les déchirer, afin de donner une iſſue aux eaux. Si la tête de l'enfant ſe préſente alors dans une ſituation convenable, ou qu'on l'y puiſſe ramener, on fera l'accouchement en cette maniere, en obfervant toutes les précautions.

Que l'enfant fe préfente par les pieds, ou fi l'on eft obligé de le ramener à cette fituation, ce qu'on fera avec toute la dextérité poffible, on accouchera l'enfant par les pieds, en ne négligeant aucune des précautions que cet accouchement demande. Dès que l'enfant fera forti, il faut fonger à le faire endoyer, s'il donne des fignes de vie par fes cris ou fes mouvemens.

Dans l'avortement accompagné d'une grande perte de fang, le placenta eft déjà détaché, & il fe préfente à l'orifice à la fuite de l'enfant. Que fi fon volume pouvoit l'empêcher de paffer, car le placenta eft plus gros dans les avortemens que dans l'accouchement qui arrive à terme, comme on l'a remarqué, il faudra dans ce cas l'accrocher par le centre fous la diftribution des groffes branches des vaiffeaux ombilicaux, ce qui donnera la facilité de le tirer; en tout cas, on le déchirera pour le retirer par piéces.

Pour l'accouchée, après l'avoir

mife dans le lit, on pourra lui donner un bouillon ou un léger cordial ;
& fi le pouls s'élevoit quatre ou cinq
heures après, ce qui annonceroit un accès de fievre, on lui feroit une faignée
du bras, à moins que la perte de fang
n'eût été très-grande dans l'accouchement. Au demeurant, fi la Sage-femme eft prudente, elle ne fe chargera
pas de la conduite de l'accouchée,
dans un cas toujours difficile & fouvent dangereux, mais elle demandera
l'affiftance d'un Médecin.

II. Dans le *fecond* cas, l'avortement
eft moins prochain, mais il n'eft pas
moins inévitable : on s'eft long temps
flatté, & on fe flatte encore quelquefois, de pouvoir le prévenir, mais il
y a long-temps que l'expérience a dû
défabufer de cette efpérance. Les douleurs du ventre, les tranchées, le mal
aux reins continuent, quoiqu'avec des
variations ; la perte de fang fubfifte,
tantôt plus, tantôt moins abondante,
mais allant toujours en augmentant ;
la femme s'abat, s'épuife, s'affoiblit
de jour en jour. Tout cela marque que
le placenta s'eft détaché, mais qu'il ne

s'est détaché qu'en partie, ce qui entretient la continuité de la perte sans
décider l'avortement.

Comme il est certain que le placenta
détaché de la matrice par un bout, ne
peut jamais s'y r'attacher, on ne doit
pas se flatter que la grossesse puisse
aller à son terme. La femme peu-à-peu
épuisée périt avec son fruit, si elle n'est
pas secourue, & le seul secours efficace
qu'on puisse lui donner, est de l'accoucher. Tous les autres remedes qu'on
employe, & qu'on trouve dans les
Auteurs, sont absolument inefficaces.
Mais il faut faire cet accouchement de
force, car il n'y a aucune disposition
prochaine pour l'accouchement naturel ; c'est le parti que tous les Accoucheurs suivent. J'ai été appellé deux
ou trois fois dans des cas de cette espece, & bien persuadé de la perte de
la mere & de l'enfant, quelque autre
parti qu'on prît, j'ai cru devoir conclure pour l'accouchement forcé, conformément à la sage réflexion de Celse :
In evidenti mortis periculo satius est re-
medium adhibere incertum, quàm nul-
-lum. Mais j'avoue qu'en conseillant ce

parti, j'ai fenti en moi-même une très-grande peine, parce que je connoiffois le danger de ce qu'on alloit entreprendre.

On peut, fi on en a le temps, ramollir les parties pendant quelques jours avec des peffaires, faits avec la pulpe de plantes émollientes, ou fimplement trempés dans une décoction émolliente, pourvû qu'on les renouvelle fouvent; faire des fomentations émollientes fur l'hypogaftre, donner des lavemens émolliens.

Quand on veut entreprendre cette opération, on commence par faire adminiftrer la perfonne qu'on va accoucher, & après avoir bien graiffé l'orifice de la matrice & le vagin, & avoir eu foin de faire piffer, & d'évacuer le rectum, on introduit d'abord un doigt dans l'orifice, qu'on plie en différens fens pour en dilater l'ouverture; on y en introduit un fecond, dès qu'on le peut, & en écartant ces deux doigts, on fe fait jour pour l'introduction fucceffive d'un troifieme, & d'un quatrieme doigt, & même de tous les cinq, ferrés enfemble & formant comme un coin. Alors en écartant ces cinq doigts, on en fait comme un dilatatoire, & l'on parvient peu-à-peu à ouvrir la matrice jusqu'à pouvoir y introduire la main. On commence par déchirer les enveloppes, on laisse écouler les eaux & en même-temps on retourne l'enfant, qu'on accouche par les pieds. S'il donne des signes de vie par ses mouvemens ou par ses cris, on le donne à quelqu'un de sensé pour l'ondoyer sur le champ. La Sage-femme reste occupée à tirer l'arriere-faix, dont elle tâche de délivrer l'accouchée par tous les moyens qu'on a indiqués ci-dessus (a). Après-quoi on range l'accouchée dans le lit, on lui donne quelque cordial, & on la laisse en repos pendant une demi-heure ou une heure, avant que de lui donner un bouillon. Que si trois ou quatre heures après, le pouls s'éleve, on lui fera une saignée du bras de 9 à 10 onces, qu'on répétera, s'il le faut, supposé que la fiévre s'allume, pour tâcher de prévenir ou de diminuer l'inflammation de la matrice.

(a) *Livre* IV. *Chap.* II. *Cas* 2.

Je ne conseille point aux Sages-femmes d'entreprendre un accouchement si difficile & si dangereux. Je ne crois pas même qu'il y ait d'accoucheur assez imprudent pour faire cette opération, sans avoir fait appeller des Médecins, pour décider qu'elle est nécessaire, pour être témoins de sa conduite, & pour présider au traitement que les suites demanderont.

ARTICLE III.

Comment la Sage-femme doit-elle se conduire, si elle est appellée auprès d'une personne qui s'est fait avorter pour perdre son fruit ?

JE ne pense pas que les Sages-femmes soient jamais capables d'être complices du forfait des filles ou des veuves, qui, pour mettre à couvert leur honneur, dont elles ont eu peu de soin, prennent le parti de perdre leur fruit. Mais il arrive souvent que ces malheureuses, effrayées des suites de leur entreprise, & craignant pour leur vie, demandent du ſecours, & ce n'eſt pas ſans raiſon ; car la nature des remedes & des pratiques qu'elles ont employées, les efforts de la matrice, la ſéparation violente du placenta, les déchiremens des appendices veineuſes, & quelquefois même de la tunique de la matrice, cauſent des douleurs violentes & des convulſions dans la matrice ; produiſent une perte de ſang exceſſive ; attirent une inflammation conſidérable, ſuivie de la gangréne, ou pour le moins d'un ulcere, & donnent lieu preſque toujours dans la ſuite à des tumeurs ſquirrheuſes, à des ſquirrhes, à des cancers dans la matrice. Si celles qui ſe portent à ces excès, ſçavoient à quoi elles s'expoſent, je crois que la crainte de la mort retiendroit beaucoup de ces malheureuſes, qui ne ſont pas retenues par la crainte de Dieu.

C'eſt dans ces triſtes conjonctures qu'on implore ſouvent le ſecours des Sages-femmes. J'ai été appellé moi-même quatre ou cinq fois dans de pareilles circonſtances ; & quelque horreur que j'euſſe dans le cœur pour ces

perſonnes, je n'ai pas laiſſé de les ſecourir avec charité, & j'ai réuſſi à en
ſauver quelqu'une.

Les Sages-femmes peuvent être
alors appellées dans deux états différents, ou l'avortement conſommé,
mais l'enfant étant encore dans la matrice avec l'arriere-faix, ou l'enfant
déjà ſorti, & ne s'agiſſant plus que de
remédier à la perte de ſang exceſſive,
que les remédes qu'on a employés, &
la ſéparation violente de l'arriere-faix
ont provoquée.

Dans le premier cas, pour diminuer
la perte, il faut ſe hâter de retirer l'enfant, & pour cela la Sage-femme em-
ployera tous les moyens que nous
avons indiqués dans l'article précédent. Si la Sage-femme ſent quelque
mouvement dans l'enfant, ou qu'il
crie, quelque foiblement que ce ſoit,
après avoir fait au cordon deux ligatures, l'une près du nombril de l'enfant, & l'autre quelques pouces plus
haut, & avoir coupé le cordon dans
l'entre-deux, elle donnera l'enfant à une
perſonne raiſonnable pour l'ondoyer,
& tâcher de le ranimer en lui faiſant

succer quelques gouttes de vin avec un peu de sucre. Pour elle, elle finira sa besogne par l'extraction de l'arriere-faix, & par ce moyen, le premier cas se trouvera réduit au second, & il ne sera plus question que de tâcher de modérer la perte de sang.

Pour cet effet, après avoir placé la malade sur un sommier de paille d'avoine, par où le sang puisse s'écouler, on lui donnera un peu de repos, & même un bouillon; mais peu de temps après, on la saignera du bras, d'où on lui tirera la quantité de sang, que l'état du pouls permettra. On réitérera les saignées dans la suite, si les forces de la malade le permettent; mais on les fera plus petites.

On lui donnera pour boisson du petit-lait filtré, ou ce qui est mieux, de l'eau de poulet, & de petites prises de bouillon de veau, où l'on aura fait bouillir de la racine de grande confoude. On lui fera prendre d'heure en heure deux ou trois cuillerées d'une potion faite avec les décoctions de plantain & de grande confoude, cinq onces de chacune, où l'on délayera

des poudres de racines de tormentille,
de biſtorte, & de filipendule, un demi-
gros de chacune, de ſang de dragon,
& de craie de Briançon en poudre, un
gros de chacune, & deux gros de confection d'alkermès, à quoi l'on pourra
ajouter du lilium, ſi l'état du pouls le
demande, ou quelques gouttes de tein-
ture anodyne, s'il faut calmer les douleurs & les mouvemens convulſifs de
la matrice.

Après tout, le meilleur parti eſt de
donner d'abord de la décoction de racine de grande conſoude, où ſur une
pinte on verſera cinquante - cinq ou
cinquante-ſix gouttes d'eau blanche de
Rabel, & où on délayera une once &
demie de ſyrop de capillaire. Si le mal
eſt preſſant, comme il l'eſt toujours
au commencement, on fera boire la
pinte entiere dans la journée, en la
donnant tiéde & à petits coups. On
pourra en diminuer la doſe dans la
ſuite, à meſure que la perte diminuera.
Si le cas étoit fort preſſant, il faudroit
faire des injections dans la matrice,
avec cette ptiſanne tiéde. J'ai remarqué dans le Traité des Maladies des

Femmes, *Tome V. pag. 350.* qu'un accoucheur, dans un cas pareil, dépourvu de tout autre reméde dans une campagne, avoit fait des injections dans la matrice avec du vinaigre tiéde, non-seulement sans danger, mais même avec le plus grand succès.

Au reste la Sage-femme, en s'empressant de donner les secours convenables, a deux devoirs essentiels à remplir; le *premier*, de demander un confesseur pour la malade, en déclarant que le cas est urgent, & ne permet point de remise; *l'autre*, de faire appeller un Medecin qui puisse l'aider de ses conseils, avouant qu'elle ne peut, ni ne doit se charger seule d'une affaire aussi grave & aussi difficile.

II. C A S.

De la difficulté qui vient de ce que l'enfant est mort.

Ce cas en comprend deux, qu'il faut traiter séparément : le *premier* regarde l'extraction d'un enfant mort dans la matrice, & le *second* l'extraction de la tête, qui s'est détachée du tronc du corps de l'enfant, & qui est restée dans la matrice.

ARTICLE I.

De l'extraction de l'enfant.

L'ENFANT peut mourir dans le sein de sa mere dans deux temps différens. Dans le cours de la grossesse, ce qui arrive par la chute de la mere, par quelque coup reçu sur le ventre, par une maladie violente qui lui survient, comme fiévre, pleurésie, dyssenterie, petite vérole, &c. ou par la maladie de l'enfant. Dans le temps de l'accouchement, quand le travail est fort long, quand l'enfant est exposé à des compressions violentes dans le travail; quand il reste long-temps au passage; quand il est traité trop rudement.

On présume la mort de l'enfant dans le cours de la grossesse, par la nature & la violence des causes qui ont précédé, & qui ont pu le tuer, comme la chute, le coup reçu sur le ventre, la maladie qu'on a eue; parce

que

que la mere ne sent plus son enfant se mouvoir, que son ventre est affaissé, ses mammelles flasques ; parce qu'elle se trouve mal souvent sans aucune cause manifeste, & qu'il lui coule de la matrice des sérosités noires & fétides, &c. Ces causes ne sont que conjecturales ; mais cela suffit, parce que dans ce cas, on doit attendre que la nature se décide. Il suffit d'exhorter la femme grosse de se ménager, & de se tenir en repos, de garder un régime convenable, & de prendre de temps en temps un peu de vin d'Alicante, ou quelque leger cordial, quand elle aura mal au cœur.

Les mêmes signes paroissent de même, quand l'enfant est mort dans le travail de l'accouchement ; mais ils ne sont pas assez décisifs pour régler la conduite de la Sage-femme, qui doit ménager avec la plus grande attention l'enfant, s'il est encore en vie. Pour pouvoir s'en écarter, il faut qu'elle soit bien sûre que l'enfant est mort, & elle ne peut l'être, que lorsqu'elle observe quelqu'un des signes suivans ; ou ce qui rendroit la chose encore plus

certaine, lorsqu'elle en obferve plufieurs.

1°. Si ayant introduit la main graiffée dans la matrice, jufqu'au nombril de l'enfant, on ne fent pas battre
les artères ombilicales. Mais il faut
porter la main jufqu'au nombril, car on
pourroit fe méprendre, fi on fe con-
tentoit de toucher les artères ombilicales le long du cordon, parce qu'elles
y battent plus foiblement.

2°. Si l'enfant ne fuce pas le bout
du doigt qu'on aura introduit dans fa
bouche, au cas qu'on puiffe y atteindre.

3°. Si le placenta & le cordon font
fortis depuis long-temps, ce qui n'arrive jamais fans caufer la mort de l'enfant.

4°. Si les futures du crâne font lâches & *mollaffes*, & que les os qu'elles
joignent débordent les uns fur les autres, ce qui prouve que le cerveau eft
affaiffé.

5°. Si l'épiderme du corps, & fur-
tout celui de la partie chevelue de la
tête, fe détache & s'attache aux doigts.

6°. S'il fort de la matrice des férosités âcres, noirâtres, puantes, ce qui n'arrive que lorsque l'enfant est mort depuis long-temps, & qu'il commence à se pourrir. Au reste, il ne faut pas confondre ces sérosités avec le *meconium* ou espece de poix, qui sort quelquefois dans les accouchemens laborieux. Ce sont les excremens que l'enfant rend, quand le ventre est pressé par une mauvaise situation, sur-tout quand il se présente par les fesses, ce qui ne décide point qu'il soit mort.

Quand la Sage-femme s'est bien assurée de la mort de l'enfant, elle doit se hâter d'en faire l'extraction, & s'armer de courage & de patience, car cet accouchement est pour l'ordinaire long & difficile par plusieurs raisons;

Parce que la matrice n'étant pas sollicitée par les mouvemens de l'enfant, la mere n'a que des douleurs & des efforts foibles & rares.

Parce que l'enfant, qui ne peut pas se roidir, n'aide point à l'accouchement, en poussant sa tête contre l'orifice pour l'ouvrir.

Parce que la mollesse du corps de l'enfant fait qu'il n'a aucune consistence, & qu'au lieu de fe tenir en long, il fe ramaffe comme un péloton.

Enfin parce que dans l'accouchement d'un enfant mort, pour peu qu'il tarde, la matrice eft dans un état de phlogofe qui l'empêche de fe contracter.

A l'égard de la maniere de fe conduire dans cet accouchement, elle eft certaine. Si la matrice n'eft pas affez ouverte, il faut en dilater l'orifice peu-à-peu, en faifant des cinq doigts, comme une efpece de dilatatoire, jufqu'à ce qu'on puiffe introduire la main dans la matrice. Alors on déchire les enveloppes, & on fait écouler les eaux, fi elles ne s'étoient pas encore écoulées, & on retourne l'enfant pour l'accoucher par les pieds, en y procédant avec dextérité & patience, pour ne pas offenfer la matrice. C'eft l'unique moyen d'accoucher l'enfant, parce qu'on a dans cette fituation la facilité de le tirer, en le tenant par les pieds & par les jambes, qu'on n'a pas quand il fe préfente par la tête. Il eft vrai qu'il eft dangereux que la tête ne s'arrête au paffage, & ne fe détache du

tronc ; mais cela n'arrive point , ſi on
a eu la prudence de retourner l'enfant
la face en bas ; & au cas que la mol-
leſſe du corps de l'enfant rende cette
opération impoſſible , on peut , pourvû
qu'on y apporte l'attention convenable , & qu'on ne preſſe pas l'accouchement , accoucher l'enfant mort la face
en haut , ſans que la tête s'accroche
aux os du pubis , à moins que la putréfaction ſoit telle , que la tête ne
tienne preſque plus au tronc.

Il ſuit delà , que quand même l'enfant ſe préſenteroit par la tête , comme
dans l'accouchement naturel de la premiere eſpece , il faudroit le retourner
pour l'accoucher par les pieds , & pour
cet effet baiſſer le corps de la femme
pour pouvoir repouſſer la matrice dans
le ventre , & l'enfant dans la matrice ,
& avoir par ce moyen le jeu néceſſaire
pour en chercher les pieds , le retourner & l'accoucher de cette maniere.

Cette régle ne ſouffre qu'une exception , lorſque la tête eſt ſi fort engagée dans le paſſage , qu'on ne peut
point eſpérer de pouvoir la repouſſer.
On étoit dans ce cas forcé de le tirer

dans cette posture ; mais comme on n'avoit aucune prise sur la tête, on se servoit ordinairement de crochets, qui n'étoient pas à craindre pour l'enfant qui étoit mort, mais qui pouvoient être funestes pour la mere, pour peu qu'ils vinssent à échapper.

Pour employer ces crochets, on introduisoit la main gauche bien graissée entre le bord de l'orifice & la tête de l'enfant. On glissoit le long de cette main un crochet par le plat, jusqu'à ce qu'on atteignît l'orbite d'un œil, ou ce qui étoit mieux, la conque d'une oreille. Alors on redressoit le crochet, on en enfonçoit la pointe dans l'une de ces cavités ; après quoi tirant le manche du crochet de la main droite, & dirigeant de la gauche la tête de l'enfant, on tâchoit de lui faire franchir le passage ; mais quelquefois pour y réussir, il falloit placer un second crochet du côté opposé, ce qui donnoit un juste sujet de craindre que l'un de ces deux crochets, souvent assez mal assurés, se détachant, ne fît à l'orifice de la matrice une blessure très-dangereuse, ce qui arrivoit quelquefois.

La tête paſſée, le reſte du corps ſuivoit aiſément pour l'ordinaire. Que ſi les épaules étoient arrêtées au paſſage, comme il arrivoit quelquefois, on tâchoit d'introduire un doigt de la main droite juſques ſous l'aiſſelle de l'enfant, & on s'en ſervoit comme d'un crochet pour achever de le tirer; & ſi le doigt ne pouvoit pas y atteindre, on employoit un crochet bien liſſe & ſans aucune pointe, qu'on pouſſoit ſous l'aiſſelle, & dont on ſe ſervoit pour faire l'extraction du tronc.

Cette extraction une fois faite, tout étoit fini : car le délivre, ou étoit déjà ſorti de lui-même, ou ſortoit incontinent après. Il ne reſtoit plus qu'à donner un bouillon à l'accouchée, & la laiſſer enſuite quelque temps en repos pour ſe remettre; mais on faiſoit quelques heures après, une ou deux injections dans la matrice, avec une décoction tiéde de racine de guimauve, où l'on ajoûtoit un peu de miel, pour laver le dedans de la matrice, & enlever la ſanie, ou la bave que l'enfant mort pouvoit y avoir laiſſée.

Aujourd'hui la pratique eſt abſolu-

ment changée, & les Accoucheurs ne
se servent plus, pour faire l'extraction
de l'enfant mort, arrêté au passage,
que du *Forceps* courbe de M. Levret,
dont le succès est sûr & sans danger.
Voyez ci-devant l'*Histoire Sommaire de
l'Art d'accoucher, Art.* II. n°. IV.

ARTICLE II.

*De l'extraction de la tête de l'enfant,
restée dans la matrice.*

LA tête de l'enfant mort reste quelquefois dans la matrice, quand on
l'accouche par les pieds, comme on
vient de le dire. Ce malheur arrive
souvent, quand on n'a pas pu retourner l'enfant à cause de sa mollesse, &
qu'on est obligé de l'accoucher la face
en haut, parce que dans cette posture
le menton s'accroche souvent contre
les os du pubis, & que la tête s'y arrête. Mais ce malheur arrive sur-tout,
lorsque l'enfant est à demi-pourri, &
que la tête se trouve par-là mal attachée avec le tronc.

Cet accident est très-fâcheux : car

pour délivrer l'accouchée, il faut retirer cette tête, ce qui est difficile. Ce n'est pas que la tête ne puisse passer par l'orifice de la matrice ; mais pour la faire passer, il faut qu'elle soit poussée par le dedans, ou tirée par le dehors, & l'un & l'autre est impossible, ou du moins très-difficile. D'*un côté*, rien ne pousse par dedans : car la matrice que rien ne sollicite, ne se contracte point, ou se contracte très-foiblement, & la toux, l'éternuement, le vomissement, les épreintes qu'on pourroit exciter, font un foible secours, quand la matrice n'agit pas. De *l'autre côté*, rien ne peut tirer par le dehors, car la tête qui est ronde, ne donne aucune prise.

Dans ces circonstances, on a tâché de suppléer par l'art aux secours que la nature ne fournissoit pas, & l'on a imaginé différents expédiens qu'on va exposer, qui font presque tous sujets à des inconvénients.

I. On propose d'introduire la main droite dans la matrice, de mettre dans la bouche de l'enfant les deux doigts, l'indice & le doigt du milieu, d'ap-

L v

puyer le pouce foùs le menton, & de fe fervir de cette prife pour tirer la tête.

Cet expédient eft plaufible & praticable : car la tête qui s'arrête dans la matrice dans l'accouchement par les pieds, préfente à l'orifice fa bafe, & par conféquent il n'eft pas difficile dans cette pofition, de trouver la bouche de l'enfant, d'y introduire les doigts, & de s'en fervir pour tirer la tête, & je crois qu'on s'en eft fervi utilement ; mais quand l'enfant eft mort depuis quelque temps, la machoire inférieure fe détache, & on la retire fans retirer la tête.

II. QUAND ce malheur arrive, on propofe comme une reffource d'empoigner la tête avec la main droite, en introduifant le doigt indice le long du palais de l'enfant, jufqu'au *lacunar faucium*, où on l'accroche, étendant les autres trois doigts le long du vifage, en appuyant fortement le pouce contre l'occipital.

On fe flatte qu'en faififfant ainfi la tête, on parviendra à la tirer, & il feroit à fouhaiter que le fuccès répondît à cette eſpérance. Je doute qu'on ait eſſayé ce moyen, mais il eſt apparent que la tête couverte de bave & de ſang, échaperoit à la main qui la tient, & cet expédient ne pourroit aboutir au plus, qu'à tirer la téte piéce à piéce, ce qui ne laiſſeroit pas d'être une reſſource.

III. J'approuverois beaucoup l'expédient ſuivant, s'il étoit praticable. On propoſe d'avoir une bande de toile uſée, mais ferme, longue d'une demi-aune, & large de quatre ou cinq travers de doigts, d'en tenir les deux bouts de la main gauche, & d'en faire paſſer derriere la téte le milieu; après quoi en tirant doucement les deux bouts, on retireroit la téte, dont on aideroit la ſortie au paſſage.

Je crois que cela réuſſiroit, s'il étoit facile de faire paſſer derriere la téte, qu'on veut retirer, cette bande de toile; mais la choſe me paroît impoſſible ou très-difficile, & je ſoupçonne que ce moyen n'a jamais été mis en pratique.

IV. J'en dis autant de la fronde que M. Amand, Accoucheur, avoit proposée pour le même usage ; elle étoit très-bien imaginée , mais je doute qu'on s'en soit jamais servi.

V. M. Grégoire , Accoucheur , se servoit d'un instrument d'acier , fait comme une grande L , dont toute la surface étoit lisse , sans angles. Cet instrument s'ouvroit en deux parties qui tenoient ensemble par une charniere , le long de la longue jambe. On introduisoit dans la matrice cet instrument, les deux parties pliées l'une contre l'autre , & on le dirigeoit avec la main gauche dans le trou de l'occipital. Alors en dépliant cet instrument, on lui donnoit la forme d'un double . & comme alors les deux bouts ne pouvoient point sortir du trou de l'occipital , cet instrument servoit à tirer directement la tête.

Je ne vois point d'inconvénient dans cette pratique, qui peut être facilement mise en usage , parce que la tête restée au passage, présente le trou de l'occipital vis-à-vis de l'orifice , pourvu que toutes les vertebres du col se soient détachées de la tête ; mais qui ne peut être d'aucun usage , si la tête en se détachant du tronc, a retenu quelques vertebres du col.

VI. On conseille de se servir d'un crochet pointu, fait comme on l'a expliqué dans l'article précédent ; d'introduire la main gauche graissée dans la matrice, jusqu'à ce que le bout des doigts atteigne à une des orbites ou à des trous des oreilles ; de conduire le crochet à plat le long de cette main, jusqu'à l'orbite ou au trou de l'oreille où les doigts sont appliqués ; d'y enfoncer la pointe du crochet en le retournant ; de lui donner la prise la plus ferme & la plus stable qu'on pourra, & à la faveur de ce crochet, qu'on tient de la main droite, retirer la tête, en lui frayant le chemin, autant qu'on le pourra, avec les doigts de la main gauche.

On a vû dans l'article précédent, la répugnance qu'on doit avoir pour l'usage de crochets dans l'extraction d'un enfant mort. Elle est encore plus grande dans ce cas, parce qu'il est encore plus difficile d'atteindre aux orbites ou aux trous des oreilles. D'ailleurs s'il est à craindre dans l'extractraction d'un enfant mort, qu'en tirant le crochet , il lache prife , & bleffe la matrice ; ce malheur eft encore plus à craindre quand on s'en fert pour tirer une tête , parce que la tête féparée étant mobile , on ne peut y affurer la prife des crochets auffi facilement, que dans la tête fixe d'un enfant mort.

VII. L e plus sûr eft de faire une incifion au fommet de la tête le long de la future fagittale , d'enlever le cerveau , d'applatir les os du crâne & de faifir un des os pariétaux , pour fe fervir de cette prife pour tirer la tête. Pour cet effet, on doit introduire la main gauche bien graiffée dans la matrice , jufqu'à ce que les doigts s'appuient fur la future fagittale ; introduire enfuite & faire gliffer par le plat, le long de la main gauche qu'on tient en place , un couteau courbe, dont le manche foit affez long , ou un biftouri caché , jufqu'à l'endroit de la tête , où les doigts de la main gauche font appliqués , retourner le couteau, ou faire avancer le biftouri , & s'en fervir pour faire à la fontenelle & le long de la future fagittale une incifion en long ,

retirer enſuite le long de la main gauche le couteau ou le biſtouri avec la
même précaution & la même dextérité, avec leſquelles on les a introduits ; enlever par l'inciſion avec la
main gauche le cerveau, preſſer les
os du crâne pour les applatir, & en
laiſſant un des os pariétaux, s'en ſervir pour faire l'extraction de la tête.

Pendant qu'on fait cette opération,
il faut qu'une perſonne preſſe de haut
en bas le ventre de la femme, ſur qui
on la fait, pour pouſſer la tête contre
l'orifice de la matrice, & l'y retenir
dans un état fixe. Mais avec toutes ces
précautions, cette opération ſe trouve
ſouvent impratiquable, parce que la
tête, au lieu de ſe préſenter par le
ſommet, comme il le faut pour la faire,
s'y préſente toujours par le côté contraire, ce qui exclut l'opération. Il eſt
vrai qu'on propoſe de retourner la
tête ; mais ceux qui le propoſent, ne
font point attention, qu'il eſt très-difficile, pour ne pas dire impoſſible de
retourner une tête, dont toute la ſur-
face eſt gluante, & ne donne aucune
priſe.

Les réflexions qu'on vient de faire sur tous les moyens, qu'on propose pour l'extraction de la tête restée dans la matrice, rebuteront sans doute les Sages-femmes d'entreprendre une pareille opération, & je les loue de leur prudence. J'ai cru pourtant devoir leur exposer, du moins sommairement, les différents moyens, pour ne leur laisser rien ignorer de ce qui appartient à l'Art qu'elles professent. Je ne dois pas par conséquent leur laisser ignorer que toutes ces difficultés sont aujourd'hui applanies par l'invention du Forceps courbe de M. Levret, par le moyen duquel on tire facilement & sans aucun danger, la tête restée dans la matrice. On peut voir ce qu'on en a dit dans *l'Histoire sommaire de l'Art d'accoucher, Article*. II. N°. IV.

III. C a s.

De la difficulté qu'il y a de faire l'accouchement d'une Mole.

J'ai expliqué dans le Traité des Maladies des Femmes, *Livre* III. *Chapitre* 17. la nature & génération de la

Mole, & je ne crois pas devoir répéter ici ce que j'en ai dit. Cette théorie n'eſt guere néceſſaire anx Sages - femmes, & ſi quelqu'une étoit curieuſe d'en être inſtruite, elle pourra conſulter le Livre indiqué. Je me contenterai donc de remarquer qu'on doit diſtinguer trois eſpeces de Mole.

I. La premiere eſpece eſt un arriere-faix un peu défiguré, où le placenta a acquis un grand volume, & où le fétus a péri de bonne heure. Quand le placenta reſte attaché à la matrice après la mort du fétus, & qu'il en tire ſa nourriture, il acquiert un volume conſidérable, & c'eſt la *Mole proprement dite*, qui fera le principal ſujet de cet Article. Mais il arrive quelquefois que vers le ſecond ou le troiſieme mois de la groſſeſſe, quand le fétus périt, le placenta ſe détache, reſte dans la matrice ſans prendre aucun accroiſment, & y forme une petite Mole de la premiere eſpece, de la même nature que la precédente, mais moins connue, ou pour mieux dire, moins remarquée.

II. La Mole de la ſeconde eſpece, eſt formée par un tas d'hydatides, c'eſt-à-dire, de véficules tranfparentes, attachées chacune par un pédicule à un corps fpongieux, fphériques ou ovales, pleines d'une lymphe claire, ou un peu jaunâtre, dont la groffeur varie depuis la groffeur d'un pois, jufqu'à celle d'un œuf de pigeon. Cette efpece de Mole a été long-temps ignorée, mais elle eft connue à préfent par des obfervations sûres. On l'appelle *Mole Hydatidique.*

III. Les Moles de la troifieme efpece ne méritent pas ce nom. Ce ne font que des lambeaux du placenta, reftés dans la matrice à quelque couche précédente, qui s'y font confervés fans pourir ni fans groffir, que la compreffion de la matrice a rendus ronds & compacts; mais en qui on ne trouve point cette cavité, qu'on trouve dans les Moles de la premiere efpece, & qui leur eft effentielle.

S'il eft inutile aux Sages-femmes de fçavoir les caufes de la formation des moles, il eft très-utile qu'elles fçachent les fignes, qui annoncent leur exiftence dans la matrice, & qui peuvent fervir à les diftinguer des autres maladies, avec lesquelles elles ont quelque ressemblance.

I. La grosse Mole de la *premiere* espece, qui est celle dont il importe de connoître le diagnostic, a *quatre* signes, qui lui sont propres, d'être accompagnée, quand elle se forme, de tous les accidens qui arrivent dans le commencement des grossesses, de maux de cœur, d'envies de vomir & de vomissemens, d'appétits bizarres pour des choses absurdes, &c. sans qu'on y observe aucun mouvement en aucun temps ; de croître vite , & de parvenir dans neuf mois, à un volume plus grand que celui d'un enfant ; de former une tumeur sphérique; & une tumeur rénitente sans être dure. Par-là on peut distinguer cette Mole des autres gonflemens de la matrice, avec lesquels elle a quelque rapport, comme

1°. De la *grossesse*, parce qu'on sent dans la grossesse le mouvement de l'enfant après le quatrieme mois, & qu'on n'en sent aucun dans la mole, & que dans la mole le ventre enflé reste rond, au lieu qu'il s'enfle en long dans la grossesse.

2°. De *l'hydropifie du bas - ventre* ; parce qu'on n'a pas dans le commenment de l'hydropifie , les fymptômes de groffeffe, qu'on a dans le commencement de la mole , & que dans la mole , en frappant le ventre des deux côtés , on ne fent pas le contre-coup , qu'on fent dans l'hydropifie.

3°. Du *fquirrhe* , parce qu'on n'a pas éprouvé dans la formation du fquirrhe les incommodités de la groffeffe comme on les a éprouvées dans la formation de la mole ; & que dans le fquirrhe la tumeur eft dure & inégale , au lieu qu'elle eft molle & égale dans la mole.

4°. Du *ftéatome* ou *polype* de la matrice , parce que le ftéatome n'eft point précédé comme la mole , par les incommodités de la groffeffe ; & qu'il fe forme bien plus lentement que la mole.

II. Pour la mole de la *feconde* efpece , ou la mole hydatidique , elle eft fort rare, ce qui fait qu'on s'en occupe moins ; Elle commence avec les mêmes incommodités que les femmes ont au commencement des groffeffes,

ce qui fixe la nature de mole : Au lieu
de former une tumeur sphérique, elle
forme une tumeur plate & molle, ce
qui la distingue de la mole proprement dite. Comme elle est attachée
à la matrice par une petite base, elle
s'en détache facilement par son seul
poids vers le huitieme ou le neuvieme
mois ; & tombant sur l'orifice de la
matrice, elle sollicite sa sortie par le
même mécanisme que l'enfant, & se
la procure assez facilement, parce que
ce tas de vésicules qui la forme, s'accommode aisément à l'ouverture que
l'orifice lui offre.

III. A L'ÉGARD de la petite mole
de la *premiere* espece, & de la fausse
mole de la *troisieme*, elles sont si petites, que les femmes ne s'en apperçoi-
vent pas, & par conséquent ne demandent pas qu'on s'en occupe. Elles sortent d'elles-mêmes, quand les femmes
accouchent de nouveau ; quand il leur
arrive quelque perte de sang considérable, ou des fleurs blanches opiniâ-
tres & abondantes, ou quand elles
font quelques efforts.

Il n'y a donc que la grande mole de

la *premiere* efpece, ou pour mieux dire, la mole proprement dite, qui mérite de l'attention. Les autres moles dont on a parlé, ou n'ont jamais été attachées, ou fi elles l'ont été, elles fe détachent d'elles-mêmes de bonne heure, au lieu que cette grande mole fe détache très - rarement, & qu'elle demeure collée à la matrice, non-feulement pendant neuf mois, comme le fétus, mais plus long - temps encore, fuivant les obfervations.

Comme cette mole croît toujours tant qu'elle eft attachée à la matrice, & qu'elle deviendroit monftrueufe, il faut tâcher d'en faire l'extraction, quand on s'eft bien affuré de fon exiftence, ce qui ne peut être que vers le quatrieme ou le cinquieme mois de la groffeffe. Pour y parvenir, on a deux opérations à faire, toutes deux très-difficiles, & très-dangereufes, ce qui doit engager à ne pas taire aux parens le prognoftic qu'on en porte.

La *premiere* eft de procurer la féparation de la mole d'avec la matrice, ce qui eft difficile; car dans la mole, comme le placenta a fort groffi, &

qu'il est beaucoup plus grand que le placenta d'un fétus, même à terme, il est plus fortement adhérent que le placenta ne l'est dans un accouchement ordinaire.

La *seconde*, de pratiquer une sortie à la mole, à quoi la matrice n'est nullement disposée, & à quoi elle n'est point excitée par la mole, qui n'a aucun mouvement; sur quoi on peut voir ce qu'on a dit dans le cas précédent, de la difficulté qu'il y avoit à tirer la tête de l'enfant, quand elle est restée dans la matrice.

On propose pour faciliter la premiere opération : 1°. de relâcher & de ramollir la matrice par l'usage des bains tiedes, par des eaux minérales peu purgatives, par des injections émollientes, par des fumigations émollientes, en recevant sur la chaise percée la vapeur qui s'éleve de la décoction des mauve, guimauve, branche-ursine, bouillon - blanc, &c. 2°. d'employer ensuite des emménagogues, qui en provoquant les regles, séparent la mole, & l'on se sert pour cela des martiaux & des mercuriaux non purgatifs, ordonnés à de fortes dofes : 3°. d'aider l'action de ces remedes en faifant éternuer la malade, la faifant vomir, la purgeant fortement, la faifant aller fur le pavé dans une voiture rude, en lui faifant fauter les marches d'un efcalier de deux en deux.

Ces moyens réuffiffent quelquefois, mais rarement. C'eft pourquoi au lieu d'y infifter, il faudra, dès qu'on en aura reconnu l'inutilité, en venir à l'accouchement forcé, tel qu'on l'a propofé pour remédier à une perte de fang habituelle, qui arrive à une femme groffe, fur quoi l'on peut voir le *Chapitre* IV. de ce Livre, *Cas* I. *Article* 2.

Après avoir placé la femme dans une pofture convenable, & avoir chargé quelqu'un de lui tenir les mains, on fera entrer dans le vagin la main bien graiffée, & l'on tâchera d'introduire dans l'orifice de la matrice, un des doigts, & ordinairement celui du milieu, qu'on pliera en différens fens pour élargir l'orifice. On y introduira alors le doigt indice, & en écartant en différens fens les deux doigts introduits,

duits, on augmentera la dilatation de l'orifice, juſqu'à y introduire ſucceſſi-vement les cinq doigts, réunis enſem-ble par le bout.

Ces cinq doigts ainſi introduits, font une eſpece de coin, & en les écartant, deviennent un dilatatoire. Par ce moyen on parvient peu à peu à ouvrir aſſez la matrice, pour pou-voir y introduire la main. On va alors chercher l'attache de la mole, laquelle eſt vers le fond de la matrice ; quand on l'a trouvée & reconnue, on ap-puie un doigt ſur la mole & l'autre ſur la matrice, & en les écartant on tâche de décoller la mole. Dès qu'on a com-mencé d'y réuſſir, on avance les deux doigts & en continuant d'agir de la même façon, on augmente peu à peu le décollement, & on parvient à dé-tacher la mole entiere. Il faut ſe preſ-ſer ſur la fin, parce qu'à meſure que le placenta ſe détache, on eſt inondé par le ſang qui ſort.

La mole détachée tombe ſur l'ori-rifice de la matrice, & pour l'y retenir, non-ſeulement on doit relever un peu le tronc de l'accouchée, mais il faut

M

charger quelqu'un de raifonnable de
preffer doucement le ventre pour empêcher la mole de remonter dans le fond
de la matrice , & il faut fans délai travailler à en faire l'extraction. Il ne faut
pas fonger à la faire par les moyens ordinaires , ce feroit prendre un parti
très - difficile , très - douloureux , &
prefque toujours impoffible , & il
faut voir fi l'on pourroit fe fervir de
crochet, ou de quelqu'un des *forceps*
qu'on a imaginés ; mais on a déjà
averti du danger des crochets, dont
l'ufage peut être pernicieux. Celui des
forceps eft plus sûr , mais on en tire
peu de fecours quand la mole eft d'une
certaine grandeur. Ainfi dans ce cas ,
il faut fe déterminer à la déchirer, &
à la tirer par lambeaux.

En conféquence , on tâchera d'enfoncer les doigts dans la fubftance de
la mole , le plus avant qu'on pourra ,
d'en arracher de grands lambeaux, &
de faire ainfi peu à peu l'extraction entiere de la mole. Que fi la mole étoit
trop compacte , pour pouvoir y enfoncer les doigts, il faudroit dans ce
cas avoir recours à un couteau courbe,

ou ce qui seroit mieux, à un bistouri caché dans une gaîne, d'où on le fait sortir en tournant un bouton. Pour s'en servir, on introduira la main gauche graissée, jusque sur la mole. On fera glisser le long de cette main l'instrument avec la main droite, & quand on aura mis le bistouri en état, si c'est du bistouri dont on se sert, on fera dans la mole des incisions profondes, en dirigeant l'instrument avec la main gauche. Dès qu'on aura incisé la mole, refermé & retiré l'instrument, on enfoncera la main dans les incisions, on déchirera facilement la mole, & on l'emportera par morceaux. Quand on aura fait, on promenera légerement la main dans la matrice, pour retirer les caillots de sang & les lambeaux de la mole, qui pourroient s'y trouver.

On donne dans l'opération quelque cordial, qui ne soit pas incendiaire. On en donnera encore, s'il le faut, l'opération finie. On arrangera la malade dans le lit, on lui donnera une ou deux heures après un bouillon léger, & si le pouls s'éleve on lui fera trois ou quatre heures après une sai-

gnée du bras, qu'on répétera suivant
le dégré de la fievre, & le danger de
l'inflammation.

J'espere que sur l'exposé que je
viens de faire, les Sages-femmes n'auront point envie d'entreprendre une
opération aussi difficile, & aussi dangereuse. Il est vrai qu'on l'a rendue à présent beaucoup plus aisée par l'usage du
forceps courbe de M. Levret, avec
lequel on retire les moles sans les inciser, à moins qu'elles ne soient fort
grosses.

LIVRE V.

Des accidents funestes, qui arrivent quelquefois dans les Accouchemens.

CHAPITRE I.

De la chûte ou descente de la Matrice.

JE NE me propose pas de traiter ici en détail des causes, des symptômes & de la curation de la chûte ou descente de la matrice. J'en ai parlé assez amplement dans le (*a*) Traité des Maladies des Femmes, qu'on pourra consulter. Je me contenterai de donner une idée sommaire de la nature & des causes de la descente de la matrice, pour faire mieux sentir ce

(*a*) *Liv.* II. *Chap.* 10.

que je dois dire de cet accident, qui arrive quelquefois dans l'accouchement, & des moyens de le reconnoître, & d'y remédier promptement.

Le muſeau ou la pointe du col de la matrice avance dans le vagin d'un demi-pouce au moins, & le vagin continu à la matrice, entoure cette pointe d'aſſez près dans l'état naturel, & il eſt aſſez étroit & aſſez ferme pour ne pas permettre à la matrice de s'y enfoncer davantage.

Tant que les choſes reſtent dans cet état, la matrice eſt retenue en ſa place, mais elle s'avance dans le vagin, ou ſi l'on veut elle y deſcend, lorſque la partie du vagin, qui y eſt attachée, eſt fort dilatée ou facilement dilatable, & que la matrice y eſt pouſſée aſſez fortement, pour vaincre la réſiſtance que le vagin pourroit oppoſer.

Or, 1°. le vagin eſt trop dilaté par une conformation naturelle, ou par quelque accouchement d'un enfant fort gros ou monſtrueux, qui a précédé.

2°. La vagin eſt trop facilement dilatable, ou parce qu'il eſt naturelle-

...ment mol, & garni de peu de fibres
...muſculeuſes, ou parce qu'il eſt relâché
& ramolli par un écoulement habi-
tuel de fleurs blanches, ſur-tout ſi elles
ſont ſéreuſes.

3°. La matrice eſt trop fortement
pouſſée dans le vagin par quelques
efforts, par des vomiſſemens, des
épreintes, des éternuemens, des quin-
tes violentes de toux.

C'eſt par le concours de ces cauſes,
qu'il arrive quelquefois que le corps
entier de la matrice, plein du fétus
qu'il contient, avance dans le vagin,
la pointe de l'orifice la premiere, c'eſt-
à-dire, qu'il arrive que la matrice
tombe ou deſcende dans le vagin :
Quelquefois elle ne deſcend que juſqu'au milieu du vagin, & alors la deſcente n'eſt qu'*incomplette* : mais quelquefois elle franchit l'orifice du vagin,
& tombe dans la vulve, & c'eſt alors
une deſcente *complette.*

Il n'eſt point de Sage-femme qui
ne doive reconnoître cet état, parce
qu'elles doivent toutes connoître le
col de la matrice, & ſur-tout le muſeau, très-remarquable par ſa forme

& par l'ouverture tranfverfale qui y eft. La plus légere attention doit donc fuffire pour leur faire comprendre, que le corps qui avance dans le vagin, eft la matrice même, & non pas l'enfant.

La defcente de la matrice dans l'accouchement eft toujours dangereufe pour la mere & pour l'enfant, & d'autant plus dangereufe, qu'elle eft plus grande. Elle eft *dangereufe pour la mere*, parce qu'elle fouffre par les tiraillemens de la matrice déplacée ; parce qu'elle ne peut pas accoucher à caufe que la preffion où la matrice eft expofée, ne lui permet pas de fe contracter ; parce que dans cet état la matrice eft expofée à s'enflammer, & même à fe gangréner : *Elle eft dangereufe pour l'enfant*, parce que comprimé comme il eft, l'accouchement ne fçauroit fe faire, & qu'il eft à craindre qu'il ne périffe dans la pofture où il eft, ce qui arrive fouvent.

Il faut donc que la Sage-femme fe hâte de rémédier promptement à cet accident, qui devient d'autant plus fâcheux, que la matrice eft tombée plus bas.

Pour cet effet, on placera la femme couchée à la renverse, le tronc du corps plus bas que les fesses, & après avoir bien graissé la main droite, on l'introduira dans le vagin & on s'en servira pour repousser la matrice en sa place, ce qu'on fera sans la violenter.

Si les efforts sont assez grands pour faire espérer que la matrice s'ouvrira d'elle-même, on en attendra le succès, en aidant pourtant à dilater l'orifice; mais si les efforts sont foibles & rares, on dilatera l'orifice de la matrice en y introduisant les doigts, les uns après les autres, de la maniere, qu'on l'a dit plusieurs fois.

Dès que l'orifice sera assez ouvert, on introduira la main dans la matrice, on déchirera les enveloppes pour faire écouler les eaux, on reconnoîtra la position de l'enfant, & s'il se présente par la tête dans une posture convenable, on laissera exécuter l'accouchement dans cette situation.

Dans toute autre situation, & même dans celle qu'on vient de dire, si l'accouchement languit par la foiblesse

M v

de la mere & de l'enfant, on le retour-
nera de la maniere qu'on a déjà expliquée plufieurs fois , & on l'accouchera
par les pieds, ce qui s'exécute facilement & ne demande pas tant de fecours, ni du côté de la mere ni du côté
de l'enfant. Mais quelques moyens
qu'on employe , il faudra pendant que
l'accouchement fe fera , tenir la main
gauche dans le vagin , pour arrêter le
bord de l'orifice , l'empêcher de fuivre l'enfant qui fort & d'entraîner la
matrice avec lui , jufqu'à ce que l'enfant foit au paffage , auquel temps on
la retirera de peur d'en empêcher la
fortie.

Après la fortie de l'enfant , on fera
l'extraction du délivre en la maniere
ordinaire. On arrangera enfuite l'accouchée dans le lit , les feffes un peu
plus hautes que le ventre, les cuiffes
ferrées , fans lui faire aucun remede ,
mais quand elle fera relevée , on travaillera à guérir la defcente , ou du
moins à en prévenir les fuites, par les
remedes, qu'on trouvera (a) dans le
Traité des Maladies des Femmes, fur-

(f) *Liv.* II. *Chap.* 10.

st tout par l'usage d'un cercle utérin bien
st fait, s'il faut s'en servir.

CHAPITRE II.

Du renversement de la matrice.

IL ne faut pas confondre le renversement ou l'inversion de la matrice,
dont on va parler dans ce Chapitre,
avec la chute ou descente de la matrice,
dont on vient de parler dans le Chapitre précédent. Dans la descente,
c'est le corps même de la matrice qui
descend dans le vagin, en gardant
d'ailleurs la forme qui lui est naturelle;
au lieu que dans le renversement de la
matrice, le fond de la matrice se renverse, & sort par l'orifice, en présentant en dehors sa surface interne, &
forme dans le vagin une tumeur grosse
d'abord comme un œuf ou une pom-
me, & qui abandonnée à elle-même,
égale quelquefois la grosseur de la tête
d'un enfant.

Ce renversement n'arrive que dans
l'accouchement, parce qu'il ne peut

jamais arriver, que quand l'orifice de la matrice eſt ouvert, & qu'il ne l'eſt que dans l'accouchement. Il vient quelquefois de l'imprudence de la Sage-femme, qui en tirant trop fortement le placenta attaché au fond de la matrice, tire en dehors ce fond en même temps, & quelquefois des agitations convulſives de la matrice après un accouchement laborieux, qui en pouſſent le fond par l'orifice encore ouvert, à-peu-près comme les contractions entrecoupées des inteſtins dans les violentes coliques, pouſſent une partie de l'inteſtin dans l'autre, tantôt la partie ſupérieure dans l'inférieure, & tantôt l'inférieure dans la ſupérieure, ce qui donne lieu à la paſſion iliaque.

De quelque cauſe que vienne l'inverſion de la matrice, c'eſt toujours un accident très-dangereux dans l'accouchement. Comme alors les vaiſſeaux de la matrice ſont très-gros, & que le ſang s'y porte abondamment, la partie de la matrice qui eſt ſortie, s'enfle à vûe d'œil, d'autant plus que l'orifice qui la ſerre vers ſa baſe, empêche le retour du sang qui y abonde. Non-seulement la portion de la matrice s'enfle vîte, mais elle s'endurcit, parce que le froid y coagule le sang; & ce qu'il y a de pire, elle tombe vîte en mortification, si on n'y remédie pas.

Quand cet accident arrive, les Sages-femmes y sont ordinairement bien embarrassées. La plûpart n'ont pas la moindre idée d'un pareil renversement; & quand il arrive, elles ne sçavent qu'en penser. Les unes croyent que c'est le placenta, & quand le placenta est déjà sorti, elles s'imaginent que c'est une mole, & en conséquence font leur possible pour tirer le corps qui paroît, ce qui augmente le mal & le danger : mais il est facile de les instruire. Toutes les fois qu'il sortira par l'orifice de la matrice un corps sphérique, dont la surface sera inégale, & percée de plusieurs petits trous, par où le sang ruissellera, dont la substance sera molle & spongieuse, où l'on ne trouvera point d'ouverture, qui puisse faire voir que c'est le corps même de la matrice, on doit être sûr que ce corps eſt le fond même de la matrice renverſée, ſur-tout ſi cela arrive dans un accouchement, où la matrice ſoit agitée par des contractions convulſi-ves, ou que la Sage-femme ait à ſe reprocher d'avoir tiré rudement le placenta attaché au fond de la matrice.

Mais quand il reſteroit quelque dou-te, le parti le plus ſûr, & celui qu'on doit prendre, eſt de repouſſer dans la matrice ce corps dès qu'il paroît, en quoi on ne riſque jamais rien. Si c'eſt la matrice remontée, on ſauve la vie à l'accouchée ; ſi c'eſt le placenta, on aura le temps de le retirer, après s'en être aſſuré : & ſi c'étoit par hazard une mole, on auroit le temps de prendre les meſures convenables pour en déli-vrer l'accouchée.

Pour cet effet, on baiſſera le tronc de la femme, & on élévera ſes feſſes ; après quoi, ayant bien graiſſé la main droite, on l'introduira dans le vagin juſqu'à la groſſeur, qu'on repouſſera doucement dans la matrice, en com-mençant par les côtés, comme on a coutume de faire dans la réduction des hernies. On conduira ce corps avec

les doigts jusqu'au fond de la matrice,
où est sa place, & en retirant la main,
on reconnoîtra s'il y a quelque portion du placenta ou quelque fétus
monstrueux, comme on se l'imaginoit;
& si cela étoit, on y pourvoiroit par
les moyens qu'on a déjà indiqués;
mais ces cas sont si rares, qu'ils ne
méritent pas qu'on s'en occupe.

Tout étant ainsi rétabli, si la matrice continue d'être agitée de mouvemens convulsifs, qui pourroient de
nouveau en précipiter le fond dans l'o-
rifice, il faudra tenir la main à l'entrée de l'orifice, pour prévenir ce danger, jusqu'à ce que l'orifice soit fermé, ou que les contractions convul-
sives de la matrice soient cessées. Par
ce moyen, le mal est parfaitement
guéri, & l'accouchée ne s'en ressent
plus, quand elle est relevée, à la différence de la chûte ou descente de la
matrice, dont la malade reste incom-
modée, & pour lequel, au défaut d'une
curation parfaite, la malade est souvent obligée de se contenter d'une curation palliative.

CHAPITRE III.

Des mouvemens convulsifs de la matrice dans l'accouchement.

LEs mouvemens convulsifs de la matrice, qui arrivent dans l'accouchement, font toujours un accident très-fâcheux, & souvent funeste.

Ces mouvemens font de différente espece. 1°. Quelquefois c'est un trémouffement ou frémiffement de la matrice, dont les fecouffes font fi vives & fi promptes, que la main de la Sage-femme qui y est exposée, en est toute engourdie, comme fi elle avoit touché une torpille, & cela par le même mécanifme.

2°. D'autres fois ces mouvemens intéreffent en grand tout le corps de la matrice, fe refferrant tantôt de la droite à la gauche, tantôt de haut en bas, & devant en derriere, & tantôt dans tous ces fens à la fois. Mais ces mouvemens ne font pas continuels, & laiffent pour l'ordinaire quelques intervalles de relâche.

3°. Quelquefois les mouvemens convulfifs de la matrice fe communiquent au diaphragme & aux autres parties, ce qui fait que tout le corps en eft agité, & que le mal reffemble à une attaque d'épilepfie, d'autant que les malades perdent la connoiffance & le fentiment, & qu'elles ont la bouche pleine d'écume, & quelquefois même d'écume fanguinolente.

4°. Enfin, il fe joint quelquefois à ces mouvemens convulfifs, lorfqu'ils font univerfels, un affoupiffement profond, tel que celui qui eft connu fous le nom de *Carus* ou *Cataphora*, & cela arrive quand ces mouvemens prennent le caractère d'une attaque d'épilepfie. Mais quelquefois cet affoupiffement eft fans mouvemens convulfifs, & la malade paroît être attaquée d'une apoplexie.

Les mouvemens convulfifs de la matrice, décrits dans les deux premiers articles, viennent du concours de deux caufes réunies, des impreffions vives, que l'enfant fait fur la matrice, quand il eft gêné, preffé ou malade, & de la fenfibilité trop grande de l'intérieur de la matrice, sur lequel ces impressions produisent des effets plus grands, qu'elles ne feroient, si la matrice sentoit moins vivement. De-là vient que ces mouvemens convulsifs n'arrivent ordinairement qu'à des jeunes personnes très-douillettes, à des femmes hystériques, ou épileptiques, à des femmes timides, sur-tout lorsque l'accouchement est long, laborieux, & que l'enfant fort & vigoureux agite fortement la matrice.

Comme dans l'accident proposé dans le troisiéme article, il y a deux maladies compliquées, il est aisé de juger qu'il doit venir de deux causes, des impressions que l'enfant fait sur une matrice trop sensible, ce qui produit les mouvemens convulsifs, comme on vient de l'expliquer, & de l'engorgement qui arrive dans les vaisseaux sanguins du cerveau, & qui en le comprimant, produisent l'assoupissement carotique. Or, cet engorgement de sang dans les vaisseaux du cerveau, est causé par la contraction convulsive de la matrice & des autres viscères du bas-ventre, qui, en comprimant le tronc de l'aorte

inférieure, pouſſent le ſang trop abondamment dans les branches ſupérieures
de l'aorte, & donnent ainſi lieu à l'engorgement des vaiſſeaux du cerveau.

Quant à l'aſſoupiſſement apoplec-
tique, dont on a parlé dans l'article
quatriéme, il vient, comme il eſt aiſé
d'en juger, d'un engorgement des vaiſſeaux du cerveau, mais d'un engorgement plus grand, que celui qui ne produit qu'un aſſoupiſſement carotique.
Auſſi cet accident n'arrive-t-il qu'aux
femmes pléthoriques, qui ont négligé
de ſe faire ſaigner dans le cours de la
groſſeſſe, & qui ſont expoſées à un
travail long & douloureux ; ce qui
tient en contraction toutes les parties du bas-ventre, qui, en comprimant l'aorte inférieure font refluer
preſque tout le ſang vers la tête. Dès
que cet aſſoupiſſement eſt établi, les
mouvemens convulſifs ceſſent, parce
que le peu d'eſprits animaux, qui ſe
ſéparent alors dans le cerveau, ne ſuffiſent pas pour les entretenir.

Les quatre cas, dont on vient de
parler, ſont très-graves, & comme
on l'a déjà dit, ſont funeſtes.

I. D**ans** le premier, l'enfant engourdi par le frémiſſement de la matrice, comme l'eſt la main de la Sage-femme, quand elle l'introduit dans la matrice, n'eſt pas en état de ſe donner les mouvemens néceſſaires pour aider l'accouchement, & la matrice elle-même, dans l'état où elle eſt, n'eſt pas capable de ſe contracter comme il faut. Ainſi l'accouchement n'avance pas, & cependant l'enfant expoſé à des ſecouſſes continuelles, périt bien-tôt.

II. I**l** en eſt à peu-près de même dans le ſecond cas. L'enfant fortement preſſé par les contractions de la matrice, ne peut pas aider l'accouchement, & la matrice le peut encore moins, parce que les contractions, dont elle eſt agitée, empêchent les contractions néceſſaires pour accoucher. Ainſi tout eſt arrêté, & cependant l'enfant périt bien-tôt à force d'être violemment froiſſé par les contractions de la matrice.

III. & IV. D**ans** les deux derniers cas, comme la tête s'embarraſſe, & que cet embarras va en augmentant, le danger est très-grand pour la vie de la mere, & par conséquent pour celle de l'enfant, supposé qu'il ait résisté jusqu'alors aux secousses où il a été exposé.

Comme cet accident est très-pressant & très-dangereux, la Sage-femme ne doit pas s'en charger seule, & elle fera bien d'appeller un Médecin. Cependant en attendant, elle n'hésitera pas, dès que les convulsions paroîtront, de faire faire une saignée du bras, si la tête est libre ; ou du pied, s'il y a raison de craindre que la tête ne s'embarrasse. Ce sont-là les secours les plus efficaces que l'on puisse employer, & le Médecin ne manquera pas de faire répéter ces saignées presque coup sur coup, jusqu'au nombre de trois ou de quatre, si l'état du pouls le permet.

On fait en même temps des fomentations émollientes sur le bas-ventre, & l'on donne des lavemens légerement purgatifs, & même purement anodyns. On a même proposé de mettre la femme malade dans un bain tiéde, pour relâcher efficacement la tension

des fibres & des membranes de la matrice. Quelques Médecins ont con-
feillé de donner de l'émétique dans ce
cas, mais cette idée n'a pas été accueil-
lie, parce que l'on a craint avec raifon
que les fortes contractions du diaphragme & des mufcles du bas-ventre, que
le vomiffement excite, en refferrant la
matrice, & comprimant l'enfant, ne
le fiffent mourir.

Le feul fecours efficace qu'on puiffe
employer dans cette trifte fituation,
c'eft d'accélérer l'accouchement, parce
qu'il eft certain que, dès qu'on aura tiré
l'enfant, les convulfions de la matrice
cefferont ou diminueront affez, pour
ne plus donner aucun lieu de craindre
pour la mere, fur-tout fi les vuidanges coulent abondamment. Mais on
ne peut travailler à cet accouchement,
que dans les intervalles, que les mouvemens convulfifs laiffent dans les
deux premiers cas. C'eft pourquoi il
faut étre attentif à mettre ces intervalles à profit.

Si la matrice eft déjà affez ouverte
pour y introduire la main graiffée, c'eft
une grande avance; mais fi elle ne l'eft

pas, il faudra en dilater l'orifice par
l'introduction succeffive des doigts,
comme on l'a expliqué plufieurs fois.
Par ce moyen, on parviendra à introduire la main dans la matrice ; on déchirera les enveloppes de l'enfant, fi
elles ne l'étoient pas déjà ; & quelque
fituation qu'ait l'enfant, on le retour-
nera par les pieds avec les précautions
recommandées , & on l'accouchera
par-là , parce que c'eft l'accouchement
le plus court, & celui qu'on peut le
mieux aider.

Si le délivre fuit l'enfant, la Sage-
femme donnera le tout à la Garde, qui
le tiendra près du feu, jufqu'à ce que
la Sage-femme ait arrangé l'accouchée
dans le lit, & lui ait donné une ou deux
cuillerées de vin d'Alicante ; après
quoi, elle ira couper le cordon à l'enfant ; le nettoyera & l'emmaillotera,
après l'avoir ondoyé, fi l'on craint
pour fa vie.

Que fi le délivre ne fort pas avec
l'enfant, la Sage-femme fera une double ligature au cordon, le coupera
dans l'entre-deux, donnera l'enfant à
la garde, & travaillera à achever de dé-

livrer l'accouchée; après quoi l'ayant
mife dans le lit, elle ira examiner l'é-
tat de l'enfant, qu'elle aura fait ondoyer, fi elle le juge nécceffaire.

CHAPITRE IV.

De la rupture de la Matrice.

LA rupture de la matrice eft un
des plus funeftes accidens qui
puiffent arriver dans l'accouchement,
puifqu'il fait périr la mere & l'enfant
à la fois. Ce n'eft pas qu'il n'y ait quelque exemple de femmes qui y ont
furvécu, comme la femme de Tou-
loufe, qui porta fon enfant dans le bas-
ventre pendant vingt-cinq ans, où il
s'étoit fait un paffage dans un accouchement laborieux, en déchirant la
matrice, comme il parut quand on
ouvrit cette femme, après fa mort.

Ce malheur arrive, quand l'enfant
eft placé dans la matrice obliquement,
ou ce qui eft pire en travers d'un côté
à l'autre, & qu'étant fort, il s'agite
violemment, fe roidiffant de tout fon

corps

corps, jufqu'à ce qu'après plufieurs vains efforts, il parvient enfin à percer ou déchirer la matrice par la tête ou par les pieds, fuivant le moins de réfiftance que les parois de la matrice lui oppofent. Quelquefois la rupture eft médiocre, & il n'y a qu'une partie du corps de l'enfant qui puiffe y paffer; mais il l'aggrandit bien-tôt jufqu'à y paffer tout entier, & à tomber dans le côté droit ou le côté gauche du bas-ventre.

Plufieurs fignes préfagent cet événement, fi l'on veut bien y faire attention : la mauvaife fituation de l'enfant qu'il eft aifé de reconnoître ; la violence avec laquelle il s'agite dans la matrice, fans que l'accouchement avance; l'état de la matrice, qui s'élargit de droite à gauche, & qui fe racourcit du fond à l'orifice, ce qui fait que cet orifice, bien loin d'avancer dans le vagin & de fe dilater, remonte & fe refferre ; enfin les douleurs atroces que la malade fouffre, & où elle diftingue des efforts de l'enfant intolérables. Dans le concours de ces fymptomes, ou du moins d'une partie;

N

il eſt temps de prévenir le mal qu'on prévoit ; & le ſeul moyen d'y réuſſir, eſt de procurer ſans délai l'accouche-ment.

Pour cet effet, on portera la main droite graiſſée dans le vagin, juſqu'à l'orifice de la matrice, qu'on dilatera peu-à-peu par l'introduction ſucceſſive des doigts, juſqu'à ce que la main puiſſe y entrer. Dès qu'elle y ſera, on s'en ſervira pour déchirer les enve-loppes, ſi elles ne le ſont pas, & pour plier les jambes, les cuiſſes ou le tronc de l'enfant, afin d'en diminuer la lon-gueur, de faire ceſſer les efforts con-tre les parois de la matrice, & de profiter du jeu que cela donnera pour tâcher de retourner l'enfant, & l'ac-coucher par les pieds. Que ſi le dé-livre ne vient pas avec l'enfant, on ne quittera point la place qu'on n'en ait fait l'extraction, & pour cela on ſe débarraſſera de l'enfant, après avoir fait la ligature du cordon.

Si l'on réuſſit dans cette opération, on ſauve à coup ſûr la mere & l'en-fant ; mais on y trouve bien des obſ-tacles. D'*un* côté ; l'orifice de la matrice s'ouvre avec beaucoup de difficulté, & l'on a bien de la peine à y introduire la main ; ce qui ne donne pas beaucoup d'espérance pour l'accouchement de l'enfant : de *l'autre* côté quand la main est enfin introduite, on trouve l'enfant si serré, & si étroitement embrassé, qu'on est bien embarrassé à plier les jambes, les cuisses ou le tronc de l'enfant, pour en diminuer la longueur, & se procurer un peu de jeu pour retourner l'enfant, sans quoi il est impossible de l'accoucher. Que si ces difficultés rebutent & qu'on soit obligé d'abandonner l'entreprise, la rupture de la matrice ne tarde pas de se faire, & elle est bientôt suivie de la mort de la mere & de l'enfant, qui n'y survivent presque jamais.

Un Médecin Allemand, qui a écrit une fort bonne Dissertation sur cette matiere, propose l'opération césarienne, comme un remede dans ce malheureux accident, quand il est arrivé, & il a raison. Il est certain qu'on sauveroit l'enfant, & qu'on auroit juste sujet d'espérer de sauver la mere : car

après tout , la déchirure de la matrice n'eft pas incurable , ou ne l'eft
pas toujours. Mais pour rendre cette
opération falutaire , il faudroit la faire,
prefque dans le moment que la rupture vient de fe faire ; car la mere &
l'enfant périffent bien- tôt après , &
comment faire cette opération fur une
femme qui vient d'effuyer un affaut
très-rude , qui eft alors , pour l'ordinaire , dans un évanouiffement allarmant , & qui eft d'une fi grande foibleffe , qu'on a peine à fentir fon pouls.
Dans des circonftances fi triftes , il
faut donner quelque relâche à la malade , tâcher de rétablir fes forces par
quelques cuillerées de vin d'Alicante,
ou de quelque cordial léger , & profiter du premier moment favorable,
pour faire , non pas l'opération céfarienne , car il n'y a point d'incifion à
faire à la matrice , mais une fimple incifion au bas-ventre ; ce qui eft beaucoup moins dangereux , & peut fuffire
pour fauver la mere & l'enfant.

CHAPITRE V.

De la rupture de la cloison qui sépare la vulve de l'anus, vulgairement appellée la Fourchette.

CETTE cloison n'est formée que des tuniques de la vulve & de celles de l'anus, appliquées les unes contre les autres, ou du moins ne renferme rien entre-deux, que quelque tissu cellulaire. Ainsi il n'est pas surprenant que cette cloison se déchire quelquefois dans l'accouchement, & que les deux ouvertures n'en fassent plus qu'une, ce qui est un triste accident.

Ce malheur arrive, 1°. quand l'enfant est fort gros : 2°. quand la matrice est inclinée en devant ; ce qui fait que la tête de l'enfant porte sur le derriere, & par conséquent sur cette cloison : 3°. quand la Sage-femme en introduisant la main dans le vagin, presse trop sur cette partie, ou que l'Accoucheur, en se servant de cro-

chets dans le cas où leur ufage eft néceffaire, preffe trop fur cet endroit.
Il faut convenir que les Forceps droits
avoient fouvent le même inconvénient, on y a heureufement remédié,
en les faifant courbés.

Les jeunes femmes font fur-tout
expofées à cet accident, quand elles
ont les lévres de la vulve denfes, fermes, compactes, & peu propres à
s'allonger & à s'étendre; ce qui fait retomber fur la fourchette toute la violence de l'extenfion, à moins que la
Sage-femme n'apporte une grande attention à le prévenir. Cette attention
fe réduit à tâcher de redreffer la tête
de l'enfant qui fe préfente obliquement; à bien graiffer le contour de
la vulve pour le ramollir & le rendre
extenfible; & à introduire un doigt
dans l'anus, pour repouffer le coccyx, & foutenir la preffion de l'enfant fur la fourchette, & l'empêcher
de fe déchirer.

On juge aifément quelle eft l'incommodité d'un accident de cette efpece, qui expofe la vulve à être prefque toujours falie par les matieres fé-

cales, principalement lorsque la déchirure est grande, ce qui ne peut que
rendre ces femmes peu agréables à
leurs maris. Il n'y a qu'un seul moyen
d'y remédier, sçavoir de réunir au
plutôt les lévres déchirées, ce qui est
facile, quand la déchirure n'est pas
grande, & qu'il suffit d'un point de
suture, qu'on peut faire avec une aiguille médiocrement courbe ; mais ce
qui est beaucoup plus difficile, quand
il faut dans une déchirure plus longue, faire un second ou un troisiéme
point, qu'on ne fait qu'avec peine &
en se servant d'une aiguille presque
circulaire.

Avant que de faire ces points de suture, il faut laver la plaie avec du vin
chaud, si elle est récente ; & si elle
étoit ancienne, on en rafraîchiroit les
bords avec les ciseaux, comme on
en use dans l'opération d'un ancien
bec-de-liévre. Les sutures faites, on
introduit dans le fondement une grosse
tente de linge roulé, chargée d'un onguent convenable, comme digestif,
onguent de la Mere ou baume d'Arceus ; & l'on pance la plaie du côté

du vagin avec des plumaceaux chargés des mêmes onguents ; c'eſt-à dire,
de digeſtif, d'onguent de la Mere, ou
de baume d'Arceus, ſuivant le progrès de la guériſon, couvrant le tout
d'un taffetas ciré, ou d'un linge enduit
de cerat, pour empécher l'urine d'y
atteindre.

On fait garder le lit à la malade
juſqu'à la guériſon qui eſt fort avancée vers le douziéme jour. Pendant ce
temps là, on la tient aux bouillons,
pour empécher qu'il ne ſe forme trop
d'excrémens, & ſur-tout d'excrémens
durs. On détrempe méme ceux qui ſe
préſentent, par des lavemens émolliens, & on a ſoin de laver la partie
chaque fois que la malade va à la
ſelle, comme on accoutumé de faire
dans l'opération de la fiſtule à l'anus.

Il faut exhorter la malade, quand
elle eſt guérie, de ne plus devenir
groſſe, ou ſi elle le devient, il faut
qu'elle ſe mette entre *les* mains d'une
Sage-femme habile & prudente, qui
ait ſoin de bien graiſſer cette partie
dans l'accouchement, & de la garan-
tir autant qu'elle pourra, d'une diſ-

tension trop forte, pour ne point renouveller la déchirure.

CHAPITRE. VI.

De l'opération Césarienne.

DANS cette opération, on fait une incision d'abord aux téguments du bas-ventre dans une femme grosse, & tout de suite une autre incision aux membranes même de la matrice, pour retirer l'enfant qui y est contenu. Elle se pratique dans trois cas très-différens. 1°. Dans une femme morte vers la fin de la grossesse, & morte d'une chûte, d'un coup, d'une apoplexie, d'un poison violent, d'un coup de poignard, en un mot, d'une mort assez subite, pour avoir raison d'espérer que l'enfant n'en est pas mort, & qu'on pourra le sauver en ouvrant la mere, ou du moins le baptiser. 2°. Dans une femme en vie, lorsqu'il est démontré que l'enfant qui est mort dans son sein, n'en peut point être tiré par aucun moyen; ce qui rend cette opération, toute cruelle qu'elle eſt, abſolument néceſſaire pour ſauver la mere. 3°. Dans une femme qui a porté ſon enfant juſqu'à ſon terme, mais qui ne ſçauroit en accoucher par les voies ordinaires, auquel cas, il faut abſolument ſe réſoudre à cette opération, pour ſauver la mere ou l'enfant, & même tous les deux, quand on s'y prend de bonne-heure.

Je ne crois pas que les Sages-femmes ſoient jamais aſſez téméraires pour entreprendre de faire de pareilles opérations. J'ai cru pourtant qu'il convenoit de leur apprendre comment elles doivent ſe faire, & de les inſtruire de ce qu'on en penſe, & qu'elles doivent en penſer elles-mêmes. Je diviſerai pour cet effet ce Chapitre en deux articles. Dans l'un j'expoſerai le manuel de ces opérations, & dans l'autre, je marquerai le jugement qu'on doit en porter.

ARTICLE I.

Du manuel des opérations Céfariennes.

I. L'OPÉRATION Céfarienne, qu'on fait fur une femme morte, dans le *premier* cas, n'a rien d'allarmant, ni de difficile. Pour la faire, on fuivra les préceptes que je vais donner pour l'opération dans une femme en vie, du moins quand il faudra incifer la matrice où eft l'enfant en vie, qu'on veut retirer : car pour l'incifion du bas-ventre, on n'y eft point géné. C'eft pourquoi, fi je parle en premier lieu de cette opération fur une femme morte; c'eft qu'elle eft beaucoup plus ancienne que l'autre, & qu'elle a fervi à donner l'idée de faire cette opéra-tion fur les femmes en vie. Au demeu-rant, on ne doit point faire cette opé-ration, que quand on eft móralement certain de la mort de la femme, com-me on le dira dans l'article fuivant.

II. Quant à l'opération qu'il faut faire fur une femme vivante, dans les deux *derniers* cas, c'eft une des plus

grandes opérations de la Chirurgie,
& des plus dangereuses ; & on ne doit
jamais s'y déterminer, que quand il
est évident qu'il n'y a point d'autre
moyen de sauver la mere & l'enfant,
ou du moins d'en sauver l'un des deux.

Avant que de l'entreprendre, 1°.
on vuidera le gros boyau par un lavement, & on fera pisser la malade.
Après quoi on la mettra dans une situation commode pour l'opération, le
ventre un peu élevé, & on s'assurera
de la malade, dont plusieurs aides se-
ront chargés de tenir les mains, les
cuisses, & même le tronc, pour lui
épargner l'horreur de se voir liée.

2°. Il y a quelque diversité de sentiment sur l'endroit du bas-ventre, où
l'on doit faire l'incision. Les uns propo-
sent d'imaginer une ligne droite, tirée
du haut de la commissure des os du pubis, à la partie la plus élevée de la
créte des os des Iles du même côté,
& de faire l'incision au milieu & dans la
direction de cette ligne. Les autres (*b*)
conseillent d'*imaginer une ligne tirée de*

(*b*) M. Levret, Suite d'Observations, pag.
251.

l'extrémité antérieure de la crête des os des Iles, à la jonction de la derniere des vraies côtes avec son cartilage, & de choisir pour l'incision l'entre-deux de cette ligne, & de la ligne blanche. Ces déterminations diffèrent peu, & je crois qu'on peut, sans inconvénient, suivre celle des deux qu'on voudra.

3°. Au commencement, on s'est servi d'un rasoir garni d'une bande de toile, & par ce moyen affermi & rendu stable sur sa châsse. On y a substitué ensuite un bon scalpel ou un bon bistouri ordinaire. M. Levret propose (c) de se servir d'un bistouri courbé, qui ne soit tranchant que par sa partie convexe, & je croirois cet instrument préférable, parce qu'il fait une incision plus uniforme & plus continue, ce qui est très-important.

4°. On peut faire cette incision à son choix, ou du côté droit ou du côté gauche ; mais ordinairement on donne la préférence au côté vers lequel la matrice penche le plus. D'abord on incise assez hardiment la peau, la graisse & les tégumens jusqu'au péri-

(a) Ibid.

toine ; mais quand on y eft parvenu,
on procéde avec plus de circonfpec-
tion jufqu'à ce qu'on y ait fait une petite ouverture.

5°. Pour aggrandir cette ouverture,
on peut fe fervir d'une fonde creufe,
qui dirige un biftouri ordinaire ; mais
il eft plus commode de fe fervir d'un
doigt de la main gauche, de l'*index* ou
du *medius*, à la faveur duquel on conduit un biftouri, qui foit mouffe par le
bout. Cette incifion du bas-ventre doit
être de fix à fept pouces, pour pouvoir y introduire la main fans rien déchirer.

6°. Dès que l'incifion du bas-ventre eft faite, les inteftins s'échappent,
qu'il faut ranger & charger quelqu'un
de les contenir. On examine alors l'é-
tat de la matrice, qui fe préfente par
le côté. Il eft très-rare que le placenta
foit attaché contre, mais s'il l'étoit, il
faut tâcher de l'éviter, parce que ce
feroit un grand embarras. Le refte de
l'opération eft plus facile, quand on
reconnoît, en y touchant, qu'il n'y a
dans cet endroit que les enveloppes
de l'enfant.

7°. Avant que d'entreprendre l'opération, on a dû s'informer, si les eaux se sont écoulées, ou non. Si elles sont encore dans les membranes de l'arriere-faix, on sera moins gêné dans l'incision de la matrice, parce que ces eaux mettent un intermede entre le corps de la matrice & l'enfant. Mais il faudra par la raison des contraires, procéder avec plus de circonspection dans l'incision de la matrice, si les eaux sont déjà sorties, & que le corps de l'enfant touche la matrice.

8°. On se conduit dans l'incision de la matrice, de la même maniere que dans l'incision du bas-ventre, & on se sert du même bistouri courbe. Il faut que cette incision soit de cinq à six pouces. On introduit alors la main dans la matrice ; on déchire les enveloppes, si elles ne l'étoient pas ; on détache avec prudence le placenta, s'il étoit encore attaché à la matrice ; & passant alors la main sous le corps de l'enfant, on l'enleve avec le délivre, & on le donne à une personne entendue, qui puisse conférer le baptême à l'enfant, en cas qu'il y ait à craindre pour fa vie, tandis que l'Accoucheur continue d'avoir foin de la mere.

9°. On effuye avec une éponge fine, ou avec des tampons de linge ufé, le fang qui fort des vaiffeaux ouverts, qui n'eft pas auffi abondant, qu'on auroit fujet de le craindre. On abandonne la matrice à elle-même, laquelle en fe rapetiffant, fe remet bien-tôt dans le baffin ; & à l'égard de la plaie du bas-ventre, on y fait deux ou trois points de future, comme dans toutes les plaies du bas-ventre. On donne à la malade quelques cuillerées d'un leger cordial, & on la place dans le lit, penchée fur le côté de la plaie, pour faciliter la fortie du fang qui en coule.

10°. Une heure après, on donne un bouillon à la malade, & fi dans la fuite la fievre venoit à s'allumer fortement, on fait une faignée du bras, qu'on réitere fuivant les accidens qui furviennent, & l'état des forces, tenant la malade aux bouillons & à la ptifanne jufqu'à la guérifon.

11°. On applique d'abord fur la

plaie extérieure quelques plumaceaux de charpie seche. On charge ensuite ces plumaceaux de digestif, & successivement des baumes ou onguents convenables. On peut, si on le trouve à propos, faire d'abord des injections anodynes, & ensuite détersives dans la plaie du ventre par les entre-deux des sutures. On peut en faire de même dans la matrice par le vagin; à cela près, on abandonne à la nature la guérison, sans qu'on puisse y veiller d'une maniere plus particuliere.

ARTICLE II.
Observations sur ces opérations.

I. LA premiere de ces opérations a été pratiquée depuis longtemps sur les femmes mortes à la fin de leur grossesse, pour retirer de leur sein les enfans, dont elles étoient enceintes, & tâcher de leur conserver la vie. Pline (*d*) nous apprend qu'on avoit sauvé à Rome par ce moyen trois enfans, qui étoient devenus des personnages illustres, « Scipion l'Africain,

(*d*) Histor. Natural. *Libr. VII. Cap. IX.*

» l'ancien (*P. Cornelius Scipio*) ; le pre-
» mier des Cesars, ainsi dit, parce qu'on
» l'avoit tiré du ventre de sa mere, *à*
» *Cæso matris utero ;* & Manilius, qui
» entra dans Carthage à la tête d'une
» armée » : *Auspicatiùs eneƈâ parente gignuntur, sicut Scipio Africanus prior natus,* * *primusque Cæsarum à cæso matris utero diƈtus ; simili modo natus est Manilius, qui Carthaginem cum exercitu intravit.* On n'a point cessé depuis ce

---

* On a cru assez legerement, que par ces mots, *primusque Cæsarum à cæso matris utero diƈtus ,* Pline entendoit parler de C. Jules César, qui devint Empereur , comme s'il n'étoit venu au monde que par l'ouverture du corps de sa mere morte. Mais a-t-on pu ignorer qu'Aurelie, mere de César, a vécu long-temps après la naissance de son fils ; qu'on connoît le Pere & le grand-Pere de César, qui ont porté comme lui, le nom de *César ,* joint à celui de Jules ; sur quoi on peut consulter Jean Glandorpius. *De familiâ Gentis Juliæ ;* enfin que dans la famille *Julia ,* dont César étoit , il y avoit deux branches, dont l'une portoit pour *Cognom*▬ nom de *Tullus ,* & l'autre celui de *César ,* lequel, suivant le rapport de Pline, venoit d'un premier César, *primus Cæsarum ,* qui l'avoit donné à sa branche, parce qu'il avoit été tiré du sein de sa mere , *à cæso matris utero.*

temps-là de pratiquer cette opération
dans les mêmes circonstances avec
l'approbation générale. Le seul sentiment d'humanité y portoit, on vouloit conserver un enfant. Un sentiment
de religion s'y est joint, on veut baptiser cet enfant, supposé qu'on ne puisse
pas lui sauver la vie.

Mais cette opération, qui ne souffre
point d'ailleurs de contradiction, ne
laisse pas de donner de l'inquiétude,
quand il s'agit de la pratiquer. On ne
doit jamais l'entreprendre que la mere
ne soit morte. Quelle horreur, si elle
venoit à donner des signes de vie au
milieu de l'opération. Je crois bien
que de legers frémissemens des parties
que l'on inciseroit, ne suffiroient pas
pour décider qu'elle fût en vie. Je me
souviens d'en avoir observé de pareils
dans les chiens très-bien morts, toutes les fois que je les disséquois tout
chauds. Mais des frémissemens qui ar-
riveroient dans ce cas-là dans le corps
d'une femme, ne laisseroient pas de
causer de vifs remords.

Que faire dans cette conjoncture?
D'un côté, il faut attendre des preu-

ves sûres de la mort de la mere pour l'ouvrir ; de *l'autre*, il importe de faire cette ouverture le plutôt qu'on peut, parce que le danger de la mort de l'enfant augmente à chaque inftant. Comment fe déterminer, quand il n'y a point de figne certain pour diftinguer fi la femme eft morte ou non, fur-tout dans le moment même, où elle vient de mourir. On dit que Vefale (*e*), tout habile Anatomifte qu'il étoit, s'y méprit, & qu'il ouvrit imprudemment une perfonne qu'il croyoit morte, & dont on trouva que le cœur palpitoit encore, quand elle ſ ouverte.

Je ne fçache qu'un feul moyen de fe tirer de peine, & ce moyen, je l'ai employé la feule fois, où je me fuis trouvé dans une pareille conjoncture. Tout concouroit à me perfuader que la perfonne étoit morte ; mais avant que de confentir qu'on l'ouvrît, je fis faire deux incifions aux feffes affez grandes, pour lui faire faire quelque

----

(*e*) Les Editeurs de la derniere Collection des Œuvres de Vefale, imprimée en Hollande, le difent ainfi fur une lettre de Hubert Languet.

mouvement, si elle avoit été en vie, mais qui ne pouvoient pas la tuer, & qui étoient même susceptibles de guérison, si elle n'étoit pas morte.

Il faut faire cette opération au huitiéme ou neuviéme mois de la grossesse, pour pouvoir esperer de sauver la vie à l'enfant, mais on doit la faire dès le sixiéme mois pour lui conférer le baptême, si on le trouve en vie. On ne doit guères entreprendre cette opération, que quand la mere meurt d'une mort subite, comme on l'a remarqué dans l'*Article* précédent. Dans les maladies de langueur, comme la fievre lente, la phthisie, l'hydropisie, ou dans les maladies violentes, telles que la pleurésie, la péripneumonie, la fievre continue, la fievre maligne, la petite vérole, l'enfant en meurt ordinairement avant la mere. Cependant comme on ne risque rien en la faisant, la prudence demande qu'on la fasse.

Dans cette opération, on incise hardiment les tégumens du bas-ventre, on écarte les intestins, & l'on incise la matrice avec circonspection

pour ne point bleſſer l'enfant, & l'on
y fait une inciſion aſſez large, pour
le retirer commodément. On introduit alors la main droite graiſſée
dans la matrice, on déchire les enveloppes, ſi elles ne l'étoient pas, on
prend l'enfant dont on lie le cordon
avant de le couper, & laiſſant à un
aide le ſoin de coudre les tégumens du
bas-ventre, on porte l'enfant près du
feu, on lui donne quelques gouttes de vin ſucré; & dès qu'il donne
des ſignes de vie, on le baptiſe.

II. Mais les opérations qu'on fait
dans les deux autres cas, pour tirer
du ſein d'une femme en vie, un enfant
mort, ou un enfant vivant, dont on
ne ſçauroit la délivrer par aucune autre voie, ſont beaucoup moins an-
ciennes, & ne remontent guères qu'à
la fin du XVI. ſiécle. Bauhin (*f*)
rapporte, à la vérité, l'exemple d'un
châtreur de cochons du Nortgaw, qui
fit en 1500. une opération de cette
eſpece ſur ſa femme, en ſuivant à peu-
près ce qu'il pratiquoit pour châtrer

______

(*f*) In appendice ad *Tractatum Franciſci Rouſſet.*

les truyes ; mais un pareil exemple ne mérite pas d'être compté : ainsi ce n'est guères qu'après 1565. que ces opérations commencerent d'être pratiquées par des Chirurgiens.

François Rousset (*g*), Docteur en Médecine de la Faculté de Montpellier, & Médecin du Roi (*h*), fit imprimer à Paris en 1581. un Traité sur cette opération, intitulé, *Traité nouveau de l'Hysterotomotokie, ou enfantement Césarien, qui est extraction de l'enfant par incision latérale du ventre & de la matrice de la femme grosse, ne pouvant autrement accoucher ; & ce sans préjudicier à la vie de l'un & de l'autre, ni empêcher la fécondité maternelle par après.* Cet ouvrage fit du bruit, & méritoit d'en faire, il excita quelques Chirurgiens à suivre la pratique qu'on y proposoit ; de sorte que Rousset est,

(*g*) Varandæus in *Tractatu de Morbis Mulierum*, Libr. II. *Cap. penultimo.*

Rousset dit lui-même, *Sect.* 4. *Cap.* 5. *Histor.* I. qu'il logeoit à Montpellier chez Saporte, Professeur, & que Rondelet, Chancelier, présida à son Doctorat, comme Parein.

(*h*) Du Laurens, *Anatom. Liv.* VIII. *Chap.* 32.

à proprement parler, l'Auteur de cette
opération, du moins fur les femmes
vivantes, de même que du nom qu'il
lui impofa & qu'elle conferve, car (*i*)
il avoue » qu'il l'appella *Opération Cé-*
» *farienne* , parce qu'au rapport de
» Pline, Scipion l'Africain, le premier
» des Empereurs Romains, tiré du
» ventre de fa mere par une opération
» pareille, porta le nom de Céfar »;
ce qui eft une dépravation manifefte
du paffage de Pline, que nous avons
cité ci-deffus, & qu'il cite lui-même,
mais qu'il n'a pas entendu.

Ce Traité contient fix Sections. Dans
la *premiere* & la plus importante, après
avoir parlé de la néceffité de l'opération céfarienne en plufieurs cas, l'Auteur tâche de prouver que cette opération n'eft pas mortelle, par quatre
hiftoires ou obfervations, qui lui ont
été communiquées, & par cinq qu'il

(*i*) Cùm Romanorum Imperator primus,
Scipio videlicet Africanus, ex matris utero,
hoc uti dicimus pacto fectus, Cæfaris nomen
fortitus fit, ad illius imitationem hunc nof-
trum partum *Cæfarei* nomine infcripfimus.
Rouffetus, Cap. 1.

dit

dit avoir vûes, ce qui ne se trouve pas trop conforme au récit qu'il fait. Dans la *seconde*, il tâche de prouver qu'on peut faire avec succès l'opération, & pour cet effet, il examine la nature des parties qu'on doit inciser, pour faire voir qu'elles peuvent l'être sans accident funeste. La *troisiéme* continue de traiter le même sujet. Dans la *quatriéme*, on apporte quelques observations, soit d'enfans morts & pourris dans la matrice, qui s'étoient fait une issuë peu-à-peu par les tégumens du bas-ventre ; soit de matrices extirpées sans aucune suite fâcheuse, pour pouvoir en conclure qu'on n'en doit point craindre non plus en faisant l'opération césarienne. On tâche dans la *cinquiéme* de justifier l'opération césarienne par l'exemple des femelles des animaux qu'on châtre en leur ôtant la matrice, & par la certitude qu'il y a, à ce qu'il dit, que les accidens qui peuvent survenir dans cette opération, ne sont pas à craindre. Enfin la *sixiéme* est destinée à prouver, que cette opération ne rend pas les femmes stériles.

Dès que le Traité de Rousset eut

O

paru , Cafpar Bauhin , Médecin de Bâle, le traduifit en latin, y ajouta une Differtation , où il appuye le fentiment de Rouffet par quelques obfervations nouvelles, & il le fit imprimer à Bâle en 1582 , fous le titre de *Exfectio fœtûs vivi ex matre vivâ , fine alterutrius vitæ periculo, & abfque fœcunditatis ablatione, à Francifco Rouffeto gallicè tranfcripta, à Cafpare Bauhino latinè reddita, & variis hiftoriis aucta.* Ces hiftoires font fix obfervations communiquées à Bauhin par deux Médecins François, de fes amis, ou prifes de Felix Platerus.

L'ouvrage de Rouffet, traduit par Bauhin, & la differtation que Bauhin y a ajoutée, fe trouvent dans les collections de Gafpar Wolphius, & d'Ifraël Spachius.

Les éloges que Rouffet & Bauhin faifoient de cette opération, firent impreffion fur plufieurs Chirurgiens habiles, qui fe crurent autorifés à l'effayer fans imprudence; mais elle réuffit mal entre les mains de Guillemeau *(a)*,

____

(a) Mauriceau, *Des Maladies des Femmes groffes & accouchées* , Livre II. Chapitre 33.

qui *la fit en deux rencontres en pré-*
sence d'Ambroise Paré. Elle ne réussit
pas mieux trois autres fois entre les
mains de trois autres habiles Chirurgiens de Saint Côme ; ce qui la décré-
dita, & fit qu'Ambroise Paré la con-
damna hautement, en quoi il a été
suivi par plusieurs Médecins & Chirurgiens, & en dernier lieu par Mauriceau.

D'un autre côté, cette opération
a été approuvée par plusieurs autres
Chirurgiens, & même par quelques
Médecins, mais ce qu'il y a de plus
singulier, c'est que le P. Théophile
Rainaud, Jésuite, a entrepris de la défendre, & qu'il a composé un Livre
sur ce sujet, qui n'étoit pas trop de sa
compétence. Enfin M. Simon Chirurgien de Saint Côme, vient de prendre le même parti dans un Mémoire,
où il rapporte jusqu'à 64 nouvelles
observations du succès de cette opération.

Mais ce n'est ni par le nombre, ni
même par le poids des suffrages, qu'on
doit décider de cette question, ou du
moins on n'en doit décider qu'après

avoir péſé les raiſons de part & d'autre.
On condamne cette opération, comme mortelle, en ce qu'il faut faire aux téguments du ventre une inciſion de ſix pouces au moins; en ce qu'il faut en faire une autre pareille à la matrice; en ce qu'on fait à la vérité quelques points de ſuture à la plaie du bas-ventre, & qu'on peut même y appliquer des plumaceaux, chargés d'onguents convenables, mais on eſt forcé d'abandonner à la nature l'inciſion de la matrice, ſans pouvoir même reconnoître comment elle tourne : Enfin, en ce que nonobſtant toutes les précautions qu'on peut prendre, une partie du ſang, qui coule des plaies, & du pus qui en coulera bientôt, tombe dans le ventre, & doit y cauſer la gangrene. C'eſt ſur ces raiſons, qu'on croyoit pouvoir juger que cette opération étoit mortelle, car les exceptions, s'il pouvoit y en avoir, paroiſſoient être ſi rares, qu'on ne croyoit pas devoir s'y arrêter.

De l'*autre* côté, on combattoit ces raiſons par des raiſons contraires; mais on comptoit principalement ſur les succès qu'avoit eus cette opération, tant pour les enfans que pour les meres. Rousset n'avoit pas manqué, comme on a vû, de se servir de cet argument & de rapporter quelques observations favorables. Bauhin en a recueilli de nouvelles, & M. Simon a encore renchéri sur eux dans le Mémoire, dont on vient de parler.

La question seroit décidée, si ces observations étoient aussi certaines, & aussi concluantes qu'on le prétend, & suffisantes pour déterminer un Opérateur judicieux à suivre cette pratique sans scrupule. On a peine à se persuader, & ce n'est pas sans raison, qu'une opération qui a manqué entre les mains des plus habiles Chirurgiens de Paris, ait si bien réussi entre les mains de Chirurgiens, disons mieux, de Barbiers de village ; de jeunes Chirurgiens qui n'avoient aucune connoissance de l'Anatomie, comme dans la VI. Histoire de Rousset, & dans la II. de l'*Appendix* de Bauhin ; d'un Chirurgien qui étoit ivre, quand il la faisoit ; comme dans la V. Histoire de celles que Rousset a ajoutées dans l'édition Latine de son Livre en

1590 ; enfin d'un Châtreur de cochons, comme dans la I. Hiftoire de
l'*Appendix* de Bauhin. On a peine
à fe fier à de pareils témoignages.

Heureufement, il y a du moins une
Obfervation fûre & inconteftable, qui
doit mettre fin à toutes ces contefta-
tions, en ce qu'elle prouve non feulement, que l'opération Céfarienne peut
réuffir, mais qu'elle a réuffi à l'avantage de la mere & de l'enfant. Nous
la devons cette Obfervation à M. Soumain habile Chirurgien de Paris, qui a
fait cette opération à Paris en 1740,
avec le plus grand fuccès, en préfence
de plufieurs Chirurgiens éclairés, &
qui a fauvé par ce moyen la vie à la
mere & à l'enfant. On ne peut donc
plus difconvenir que cette opération,
toute dangereufe qu'elle foit, car on
n'en fçauroit juger autrement, ne puiffe
être utile & heureufe, ce qui fuffit pour
autorifer à la pratiquer dans les cas, où
on la jugera abfolument néceffaire,
fuivant la maxime de Celfe, *In evidenti
mortis periculo fatius eft anceps remedium
experiri , quàm nullum.*

Il n'eft donc queftion que de déterminer les cas où l'on doit faire cette opération, en quoi il faut bien se garder d'imiter ceux qui l'ont pratiquée si communément, & dont on a allégué les observations ci - dessus. Ils l'employoient quand l'enfant étoit placé de travers, ou mal placé dans la matrice, ou qu'il étoit mort, quoique les voies ordinaires fussent libres, comme il paroît en ce que la plûpart des femmes, échappées à cette opération & devenues grosses de nouveau, accouchoient facilement dans l'ordre naturel. Or quand les voies sont libres, il est facile de retirer les enfans morts ou mal placés, souvent avec les mains seules, lorsqu'on joint la dextérité à la patience, ou en tout cas par le moyen des *Forceps.*

On doit se conduire de même, quand il ne s'agit que de délivrer un enfant monstrueux ou hydropique, parce qu'il y a, comme on l'a vû, des moyens plus faciles d'y réussir : Et quand l'enfant n'est arrêté que par des callosités, des tumeurs, ou des polypes au col de la matrice, ou dans le vagin, parce que l'expérience a appris que souvent la nature feule corrige ces vices. En tout cas , il faut les extirper felon les regles de l'Art, & par ce moyen on expofera la femme à un danger & à des douleurs bien moindres, que fi on lui faifoit l'opération Céfarienne.

Enfin , il ne faut pas même prendre une voie fi dangereufe, pour pouvoir conférer le baptême à l'enfant, parce qu'on peut, comme on le verra dans le Chapitre fuivant, le baptifer dans le fein même de fa mere par la voie de l'injection.

Tout bien confidéré, M. Levret, Accoucheur de Madame la Dauphine, qui a traité de l'opération Céfarienne (*b*) d'une maniere très - judicieufe, ne reconnoit que deux cas , où l'on doive la pratiquer, aufquels je crois devoir en ajouter un troifieme, que M. Simon a lui-même ajouté.

L'un des cas, que M. Levret admet, *eft* (*c*) *celui, où il y a une fi grande difformité dans les os du baffin de la mere , qu'il eft phyfiquement démontré qu'un*

(*b*) Suite des Obfervations fur les caufes & les accidents de plufieurs accouchemens laborieux , *pag.* 237.
(*c*) *Ibid pag.* 243.

enfant à terme ne peut point paſſer par ce détroit. Tel étoit le cas, où ſe trouvoit la femme, ſur qui M. Soumain fit l'opération dont on vient de parler, & en qui (d) *la partie inférieure de l'épine, & l'os pubis étoient tellement rapprochés, qu'il n'y avoit entre eux que deux pouces de diſtance.* Comme il eſt facile de reconnoître par l'attouchement cette conformité vicieuſe des os du baſſin, on eſt bien certain dans ce cas de la néceſſité abſolue de l'opération, quand on la fait.

L'autre cas eſt (e) *celui où l'enfant ſe ſeroit formé hors de la matrice & ſe trouveroit renfermé dans le ventre, & où il ſeroit parvenu juſqu'à ſon terme parfait ſans avoir perdu la vie,* ce que je crois impoſſible, *ou bien qu'étant mort, il menaceroit la mere de pareil ſort.* A quoi il faut ajouter les groſſeſſes des trompes ou des ovaires, dans leſquelles on ne peut ſauver la mere, qu'en lui faiſant une inciſion au ventre, & c'eſt le cas rapporté par Abraham Cyprianus, Profeſſeur d'Anatomie &

(d) M. Simon, *pag.* 646. *de ſon Mémoire.*
e) M. Levret, ubi ſupra, *pag.* 241.

de Chirurgie à Franequer. (**) On s'af-
sure de ces faits en examinant l'état de
la matrice, qu'on trouve petite, & par
conséquent vuide, tandis qu'on sent
dans le bas ventre, à droite ou gauche,
une grosseur considérable.

Le troisieme cas, que je crois qu'il
faut ajouter, est celui où dans un travail laborieux, l'enfant vigoureux &
placé en travers dans la matrice, qui
se trouve mince, en perce les membranes d'un côté ou d'autre, soit par
les pieds, soit par la tête, & se fait un
passage dans le bas-ventre. Ce cas est
démontré, lorsque dans un accouchement laborieux, on ne sent plus l'enfant dans la matrice, & qu'on le sent
dans le bas-ventre.

Dans le premier cas, où l'enfant est
dans la matrice, il faut faire l'opération en entier, & inciser le bas-ventre
& la matrice, ce qui rend le danger
plus grand. Dans les deux autres cas,
il n'y a, pour tirer l'enfant qui est dans
le bas-ventre, qu'à faire l'incision de

(**) *Epistola Historiam referens fœtûs
Humani post 21. menses ex uteri tubâ, matre
salvâ ac superstite excisi.*

ses tégumens, ce qui rend l'opération moins cruelle & moins dangereuse.

CHAPITRE VII.

Réflexions importantes sur les obligations des Sages-femmes dans l'exercice de leur profession.

CEs réflexions roulent sur trois objets, sur la conduite qu'elles doivent tenir dans les accouchemens clandestins, c'est à-dire, à l'égard des filles ou des femmes qui vont chez elles accoucher secretement : Sur l'attention, qu'elles doivent avoir de faire administrer en cas de danger les personnes qu'elles assistent dans leurs accouchemens : Enfin, sur le soin avec lequel elles doivent veiller à ce que le baptême soit conféré aux enfans, qui sont en danger de mort. Les devoirs des Sages femmes sur ces trois articles, sont si certains & si évidents, qu'il ne faudra que les exposer, pour les leur faire sentir.

Article I.

De la conduite, que les Sages - femmes doivent tenir dans les accouchemens clandeſtins, qu'on va faire chez elles.

Dans les grandes Villes, il eſt ordinaire que les filles qui ont été déçues, & que les femmes & les filles, qui ont bien voulu l'être, après avoir pendant neuf mois tâché de ſauver les apparences, ſe renferment chez quelque Sage-femme pour y accoucher en ſecret. On ne ſçauroit blâmer cet uſage, il ſert du moins à diminuer le ſcandale, & c'eſt un reſpect qu'on rend à la vertu.

La conduite que les Sages-femmes, à qui elles ſe confient, doivent garder à leur égard, a quatre principaux objets.

I. Elles doivent les recevoir avec bonté, & entrer dans les peines de celles qui ſont véritablement affligées de leur état, tâcher de les conſoler, leur témoigner par des attentions l'intérêt que l'on prend à leur situation, & le désir qu'on a de pouvoir adoucir leurs chagrins, mais ne pas pousser la complaisance jusqu'à favoriser la continuation de leur mauvaise conduite. La maison d'une Sage-femme, qui a de l'honneur, doit être au-dessus de tous soupçons.

II. Il faut qu'elles soient modérées tant sur leurs honoraires, que sur le prix de la nourriture & du logement qu'on leur a fourni, sur-tout à l'égard des filles qui ont peu de bien, ce seroit les porter au désespoir, que de vouloir se prévaloir de leur situation pour en exiger une somme qu'elles ne sont pas en état de fournir. L'humanité & la religion demandent que les Sages-femmes ayent de la générosité pour elles : mais elles peuvent être plus attentives à leurs intérêts à l'égard des femmes & des veuves riches, qui doivent remplacer ce qu'on peut perdre dans le traitement des filles qui payent mal. Comme ces femmes ont ordinairement du bien, & qu'elles peuvent en disposer, il est juste que l'argent qu'elles donneront , soit une premiere peine de l'irrégularité de leur conduite.

III. Le secret est expressément recommandé aux Sages - femmes. Elles ne doivent point tenir de regiſtre des perſonnes qu'elles ont reçu chez elles pour y accoucher , ou ſi elles en tiennent un , pour ſe rendre compte à elles-mêmes de leurs affaires , elles doivent bien ſe garder d'y mettre le nom des perſonnes , mais des noms de baptéme au hazard , *Jeanne* , *Marie* , *Françoiſe* , &c. Sans cette précaution , ſi ce regiſtre venoit à paroître , ce qui peut arriver par plus d'une raiſon , ce ſeroit la diffamation de pluſieurs femmes , qui jouiſſent d'une bonne réputation , & la honte de pluſieurs familles , où l'on vit dans la bonne foi.

Il faudroit même , s'il ſe pouvoit , que les Sages-femmes oubliaſſent juſqu'au nom & à la qualité des femmes qu'elles ont accouchées en ſecret. Du moins n'en doivent-elles jamais parler ni directement ni indirectement. Elles doivent ſe ſouvenir qu'elles ſont à cet égard , comme des confeſſeurs.

IV. ENFIN, les Sages-femmes doivent pourvoir à faire baptiser les enfans, & à convenir avec les meres, des moyens de les nourrir & de les élever. A Paris elles se déterminent souvent à les envoyer aux Enfans trouvés, & cela est facile, on les y reçoit sans aucun examen. C'est l'établissement le plus utile que la charité Chrétienne ait encore inspiré, & jusqu'ici soutenu avec un zele & une attention admirables. Mais on n'a pas la même ressource dans les Provinces. Il faut donc pourvoir autrement à la subsistance de ces petites créatures. Les Sages femmes peuvent & doivent s'en charger ; mais elles doivent prendre des mesures sûres pour avoir un répondant solvable, qui en paye la dépense. Faute d'avoir pris ces précautions, j'ai vû des Sages-femmes chargées de nourrir des enfans qu'on leur abandonnoit. En vain auroient-elles voulu attaquer les meres, qu'elles connoissoient ; elles les auroient à coup sûr perdues de réputation, mais elles n'en auroient pas moins été condamnées, comme calomnieuses.

ARTICLE II.

De l'attention que les Sages - femmes doivent avoir, en cas de danger, de faire administrer les femmes qu'elles accouchent.

LA CHARITÉ doit nous engager à veiller autant qu'il est en nous, au salut des personnes à qui nous tenons par quelque endroit. Les devoirs de l'état obligent les Sages - femmes à veiller plus particuliérement à celui des femmes, qui accouchent entre leurs mains, & lorsque l'accouchement devient difficile & donne lieu de craindre pour leur vie, elles doivent les faire avertir, ou s'il le faut, les avertir elles - mêmes, de la nécessité où elles sont d'approcher des Sacremens, & de recevoir la communion.

Ce devoir qui oblige les Sages - femmes en tout temps, les met dans des situations différentes dans les différens cas, & souvent dans des situations embarraffantes , ce qu'il importe d'expliquer.

I. Il n'y a point de difficulté dans les cas ordinaires, où l'on eft auprès d'une femme qui accouche au milieu de fa famille. Dans ce cas, la plùpart des femmes réglées ont l'attention de faire leurs dévotions avant leurs couches, & au cas qu'il furvînt dans l'accouchement· quelque accident, qui donnât lieu de craindre, en avertiffant la famille, on détermineroit fans peine l'accouchée à remplir les devoirs de la Religion.

II. On a plus de peine à l'égard des filles & des femmes, qui vont accoucher chez les Sages-femmes. Comme elles ont vécu dans le défordre, qu'elles ont peut-être encore des inclinations criminelles, elles ont beaucoup d'éloignement pour communier, & pour s'en difpenfer, elles prenent pour prétexte la néceffité de fe tenir cachées, ce qui ne leur permet pas de fe montrer ni à un Confeffeur, ni à un Curé.

Comme tout roule alors fur la Sage-femme, & qu'il n'y a qu'elle qui puiffe leur parler, il faut que fon zele redou-

ble, & qu'elle leur faffe fentir, que
plus elles font éloignées de la voie de
leur falut, plus elles doivent s'em-
preffer d'y rentrer par la confeffion &
la communion, & ne leur point diffimuler, que fi elles perfiftent à refufer
de fe préter à ce qu'elle leur demande, fon devoir l'obligera d'avertir le
Curé, dont les exhortations auront
plus de pouvoir que fes repréfenta-
tions.

A l'égard de la crainte qu'elles ont
d'être reconnues, elle les affurera
qu'en recevant le Confeffeur on aura
foin de fermer les fenêtres, & de tenir la chambre obfcure, fous prétexte, que le jour fait mal à l'accouchée;
qu'on ufera de la même précaution
à la communion, qu'il n'y aura qu'un
cierge allumé, qu'on tiendra derriere
leur tête, & qu'avec ces précautions,
& en tenant baffe leur coëffe, elles
ne doivent point craindre d'être connues.

III. La plus grande difficulté,
qu'il y ait pour les Sages - femmes,
c'eft quand elles font auprès d'une fille
ou d'une femme, que le défefpoir a

porté jusqu'à l'excès de défaire leur fruit : heureusement le cas est rare. Comme elles se sentent très - coupables, elles désesperent de la miséricorde de Dieu, & se livrent à l'atrocité de leur sort.

Mais plus leur état est déplorable, plus la charité des Sages - femmes doit-elle être ingénieuse à les rassurer, en leur représentant qu'on a toujours lieu d'espérer la miséricorde de Dieu, pourvû qu'on joigne à une contrition vive & sincere, l'usage des Sacremens, qui sont une source de grace. Du reste comme elles ont intérêt à n'être point connues, on leur promettra d'employer les précautions qu'on vient d'exposer dans l'article précédent, ce qu'on aura soin d'exécuter.

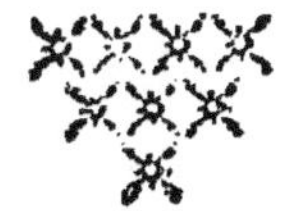

A R T I C L E III.

Avec quel soin les Sages femmes doivent veiller à ce que le Baptême soit conféré aux enfans, qui sont en danger de mort.

LA RELIGION nous enseigne qu'il faut être lavé des eaux salutaires du Baptême, pour pouvoir jouir de la gloire du Paradis. La charité doit donc nous engager à procurer l'avantage du Baptême à tous les enfans, qui sont en danger, & la Religion nous en fait un devoir. Ce devoir regarde particulierement les Sages-femmes, qui reçoivent dans leurs mains les enfans qui naissent, & qui sont à portée de juger de leur état. Elles peuvent à cet égard se trouver dans trois circonstances.

I. QUAND l'enfant est né, & qu'on craint pour sa vie ; s'il y a auprès de l'accouchée un prêtre ou quelque homme de considération, la Sage femme doit leur déférer la fonction de baptiser l'enfant. En tout cas, elle doit le baptiser elle-même; mais pénétrée de la grandeur du Ministere qu'elle va remplir, elle doit se recueillir un moment auparavant, & faire un acte de contrition, & d'amour de Dieu. Pour la validité du baptême, il faut deux choses, que l'eau soit appliquée immédiatement sur quelque partie du corps de l'enfant, & par préférence sur la tête, & que la formule du Baptême soit prononcée en même temps, à voix claire.

Ceft sur ces principes, que la Sage-femme doit se régler. Dans les cas ordinaires, c'est-à-dire, lorsqu'on baptise un enfant qui vient de naître, on fait l'asperfion sur la tête nue, & si on est dans l'hiver, ou dans un temps froid, on a soin de faire tiédir l'eau. Si l'enfant avoit quelque chose de monftrueux, on feroit bien de consulter quelques personnes intelligentes, mais si le cas étoit preffant, il faudroit baptiser l'enfant sous condition, *Si tu es homme je te baptise*, &c.

On doit obferver, que pour autoriser la Sage-femme à conférer le Bap-

tême, il faut que le danger soit preffant. Autrement, l'ordre demande
qu'on porte à l'Eglife ceux qui font en
état d'y être portés. Mais dans le doute, il vaut mieux baptifer quatre enfants, qu'on auroit pû porter peut-être
à l'Eglife, que d'en laiffer mourir un
fans Baptême par trop de circonfpec-
tion.

II. Il arrive fouvent que l'enfant
étant retenu dans le fein de la mere,
où il eft mal fitué, préfente un bras ou
une jambe, & que dans l'état où la
Sage-femme le trouve, il y a jufte
raifon de craindre qu'il ne périffe dans
la longueur ou la violence du travail.

Dans ce cas, il n'y a point de doute, qu'on ne doive conférer le Baptême à l'enfant, en verfant de l'eau tiéde
fur le membre qui paroît, & en pronon-
çant en même-temps la formule.

III. Il fe préfente un troifieme cas
plus difficile, où l'on ne voit aucun
membre du corps de l'enfant, mais où
on le touche, & où l'on peut porter de
l'eau par voie d'injection. On a long-
temps douté, fi le Baptême pouvoit

être conféré de cette maniere ; mais aujourd'hui la commune opinion de tous les Théologiens est qu'on peut & qu'on doit administrer le Baptême par cette voie , & qu'on l'administre valablement. On en trouvera les preuves à la fin de ce Chapitre.

C'est donc le parti , qu'il faut prendre. Pour cela on doit s'assurer de toucher à crud quelque partie du corps de l'enfant , dépouillée de ses enveloppes.

On doit avoir , une petite seringue bien nette , dont le canon soit long de cinq à six pouces au moins , & bien mousse & arrondi , & il faut la remplir d'eau claire & tiede.

On doit ensuite introduire la main gauche graissée , jusqu'à ce qu'on touche la partie de l'enfant , qu'on a déjà reconnue. Après quoi on introduit le canon de la seringue le long de cette main , jusqu'à ce que le bout atteigne la partie de l'enfant. Alors on pousse le piston , l'eau se répand sur la partie de l'enfant , & on prononce la formule.

DÉCISION *des Docteurs de Sorbonne sur la validité du Baptême, conféré par injection.*

UN Chirurgien Accoucheur, représente à Messieurs les Docteurs de Sorbonne, qu'il y a des cas, quoique très-rares, où une mere ne sçauroit accoucher, & même où l'enfant est tellement renfermé dans le sein de sa mere, qu'il ne fait paroître aucune partie de son Corps, ce qui seroit un cas, suivant les Rituels, de lui conférer, du moins sous condition, le Baptême. Le Chirurgien, qui consulte, prétend, par le moyen d'une petite canulle, de pouvoir baptiser immédiatement l'enfant, sans faire aucun tort à la mere. Il demande si ce moyen, qu'il vient de proposer, est permis, & légitime, & s'il peut s'en servir dans le cas qu'il vient d'exposer.

RÉPONSE.

LE Conseil estime, que la question proposée

proposée souffre de grandes difficultés. Les Théologiens posent d'un côté
pour principe, que le Baptéme, qui
est une naissance spirituelle, suppose
une premiere naissance. Il faut être
né dans le monde, pour renaître en
Jesus-Christ, comme ils l'enseignent.
S. Thomas, *3ᵈ. part. quæst. 88. art. 11.*
suit cette Doctrine comme une vérité
constante ; l'on ne peut, dit ce S.
Docteur, baptiser les enfans qui sont
renfermés dans le sein de leur mere.
*Nullo modo infantes in maternis Uteris
exiftentes baptifari poffunt.* Et S. Thomas est fondé sur ce que les enfans ne
font point nés , & ne peuvent être
comptés parmi les autres hommes ;
d'où il conclut, qu'ils ne peuvent être
l'objet d'une action extérieure, pour
recevoir par leur ministere les Sacremens néceffaires au salut : *Pueri in maternis uteris exiftentes nondùm prodierunt
in lucem, ut cum aliis hominibus vitam
ducant ; unde non poffunt fubjici actioni
humanæ, ut per eorum minifterium Sa-
cramenta recipiant ad falutem.* Les Rituels ordonnent dans la pratique ce
que les Théologiens ont établi fur les

P

mêmes matieres , & ils défendent tous d'une maniere uniforme de baptifer les enfans, qui font renfermés dans le fein de leurs meres, s'ils ne font paroître quelque partie de leurs corps. Le concours des Théologiens , & des Rituels , qui font les regles des Diocèfes , paroît former une autorité qui termine la queftion préfente. Cependant le Confeil de confcience confidérant d'un côté que le raifonnement des Théologiens eft uniquement fondé fur une raifon de convenance , & que la défenfe des Rituels , fuppofe que l'on ne peut baptifer immédiatement les enfans ainfi renfermés dans le fein de leurs meres , ce qui eft contre la fuppofition préfente ; & d'un autre côté, confidérant que les mêmes Théologiens enfeignent , que l'on peut rifquer les Sacremens que J. C. a établis comme des moyens faciles , mais néceffaires pour fanctifier les hommes ; & d'ailleurs eftimant , que les enfans renfermés dans le fein de leur mere , pourroient être capables de falut , parce qu'ils font capables de damnation ; pour ces confidérations , & eu égard à l'exposé, suivant lequel on assure avoir trouvé un moyen certain de baptiser ces enfans ainsi renfermés, sans préjudicier à la mere, le Conseil estime que l'on pourroit se servir du moyen proposé, dans la confiance qu'il a que Dieu n'a point laissé ces sortes d'enfans sans aucuns secours, & supposant, comme il est exposé, que le moyen dont il s'agit est propre à leur procurer le Baptême ; cependant comme il s'agiroit, en autorisant la pratique proposée, de changer une Regle universellement établie, le Conseil croit que celui qui consulte, doit s'adresser à son Evêque, à qui il appartient de juger de l'utilité, & du danger du moyen proposé ; & comme, sous le bon plaisir de l'Evêque, le Conseil estime qu'il faudroit recourir au Pape, qui a le droit d'expliquer les Regles de l'Eglise, & d'y déroger dans les cas où la Loi ne sçauroit obliger : quelque sage, & quelque utile que paroisse la maniere de baptiser dont il s'agit, le Conseil ne pourroit l'approuver sans le concours de ces deux autorités. On conseille au moins à celui

qui confulte, de s'adreffer à fon Evêque, & de lui faire part de la préfente
Décifion, afin que, fi le Prélat entre
dans les raifons fur lefquelles les Docteurs fouffignés s'appuyent, il puiffe
être autorifé dans le cas de néceffité,
où il rifqueroit trop d'attendre que la
permiffion fût demandée, & accordée,
d'employer le moyen qu'il propofe fi
avantageux au falut de l'enfant. Au
refte le Confeil, en eftimant que l'on
pourroit s'en fervir, croit cependant
que, fi les enfans dont il s'agit, ve-
noient au monde, contre l'efpérance
de ceux qui fe feroient fervis du même
moyen, il feroit néceffaire de les baptifer fous condition, & en cela, le
Confeil fe conforme à tous les Rituels,
qui, en autorifant le Baptême d'un enfant qui fait paroître quelque partie de
fon corps, enjoignent néanmoins, &
ordonnent de le baptifer fous condition, s'il vient heureufement au
monde.

Délibéré en Sorbonne, le 10. Avril 1733.

A. LEMOYNE. L. DE ROMIGNY
DE MARCILLY.

M. Gamache célebre Docteur avoit décidé la même question de la même maniere. *De Sacram. Baptismi, ad quæstionem 68. Disput.* 1. *art.* 5. *n.* 11.

Notandum tamen quòd si puer ita inclusus possit aspergi realiter aquâ naturali, per aliquod instrumentum, & verba formæ proferantur, cum debitâ intentione, eum fore validè baptisatum ; quanquam ad majorem cautionem, sit posteà baptisandus, saltem ad minus sub conditione.

Il faut remarquer, *dit cet Auteur* que si l'on peut, à l'aide de quelque instrument, jetter de l'eau sur le corps de l'enfant, enfermé dans le sein de la mere, en appliquant en même temps la forme du Baptême, il sera véritablement baptisé, quoiqu'il soit de la prudence de le baptiser sous condition, s'il vient au monde.

RÉPONSE

*A une **Lettre** de M. D. F. B. sur la conduite d'Adam & d'Eve, à l'égard de leurs premiers enfans.*

VOus voilà donc engagé, Monsieur, dans une dispute avec un Philosophe du temps, sur la maniere dont Adam & Eve se sont comportés à l'égard du cordon ombilical, & de l'arriere-faix de leurs premiers enfans. « *L'ont-ils lié* » *& coupé*, comme on le pratique » à présent ? Mais vous a-t-on ob-» jecté, *comment sçavoient-ils cette pra-* » *tique ? Qui le leur avoit apprise ?* Ils » avoient été créés sans nombril, & » ils n'avoient jamais vû naître d'en-» fant : *Ne l'ont-ils point lié & coupé ?* » *Leurs enfans ont donc dû expirer tous.* » C'est une vérité reconnue de tous » les Médecins, & voilà le Genre-» Humain perdu ».

Vous me marquez, Monſieur, que cette Objection vous a embarraſſé, & vous me priez de vous indiquer la maniere d'y répondre. Mais vous me paroiſſez fort choqué de l'air de ſuffiſance, & du ton railleur avec lequel on vous l'a propoſée. Ne ſçavez-vous pas que c'eſt l'uſage de ces Meſſieurs ? Pleins de la ſublimité de leurs lumieres, ils croyent que la plus légere difficulté, qui vient d'eux, doit renverſer les vérités les plus reſpectables. Mais ils ne jouiſſent pas long-temps de ce vain triomphe. On leur répond, & les voilà confondus.

C'eſt le cas de celui, dont Horace (*a*) parle :

Qui fragili quærens illidere dentem,
Offendit ſolido.

C'eſt en particulier le cas de votre Phi-loſophe. Rien de plus frivole, que ſon Objection. Je vous envoye trois ou quatre Réponſes, à fin de lui en donner le choix. Elles ſont toutes plauſibles, je pourrois dire qu'elles ſont toutes ſolides.

(*a*) *Satyrarum* II.

PREMIERE SOLUTION.

ADAM dût être furpris, à la naif-
fance de Caïn, de voir qu'une maffe
informe, connue aujourd'hui fous le
nom de *Placenta*, lui tenoit au nombril par un long cordon. Il eft apparent qu'il n'ofa pas y toucher, craignant que cette maffe ne fît partie du
corps de l'enfant. Dans ce pays-ci
un pareil placenta, plein de fang, à
caufe de la nourriture plus forte ou
plus abondante des femmes, contrac-
teroit bientôt un principe de putréfaction, mais il y a lieu de croire que
dans le pays où Adam étoit, plus
chaud que le nôtre, il fe deffécha,
fur-tout fi l'on fait attention qu'il devoit être moins abbreuvé de fang, à
caufe de la nourriture frugale d'Éve,
qui fe nourriffoit de fruits. N'importe, fuppofons qu'il tendît bientôt à
la putréfaction, comme il feroit dans
ce pays-ci. Adam & Eve n'en durent
pas être long-temps incommodés,
car dès le cinquieme ou fixieme jour,
le cordon fe détacha, & l'enfant fut
débarraffé de ce corps étranger.

Adam profita sans doute de cette observation. Il comprit que cette masse n'appartenoit point au corps de l'enfant, & qu'elle pouvoit & devoit en être détachée. Ainsi profitant de ses réflexions il coupa le cordon à Abel, son second fils, & voyant qu'il couloit du cordon quelque peu de sang, il le lia. Voilà donc la ligature & le retranchement du cordon connus & pratiqués par Adam dès la naissance de son second enfant, & voilà par conséquent le Genre Humain sauvé.

SECONDE SOLUTION.

ADAM connoissoit la nature des animaux, puisque, dans le temps qu'il étoit au Paradis terrestre, il leur avoit imposé des (b) noms à chacun, qui exprimoient leurs qualités. Il sçavoit donc pour l'avoir vû plus d'une fois „ que les petits de tous les quadrupedes naissoient avec une masse informe, qui tenoit à leur nombril par le cordon ombilical. Il sçavoit aussi que les femelles de ces animaux, même de ceux qui ne se nourrissoient point de chair, après

(b) *Genese* II. 21.

avcir mis bas leurs petits, mangeoient cette maſſe ou *placenta*, coupoient le cordon avec leurs dents, & débarraſ-ſoient ainſi leurs petits.

Adam a pu profiter de ces exemples, quand ſa femme, chaſſée avec lui du Paradis terreſtre, commença à lui faire des enfans. Je ne prétends pas qu'Adam ait mangé leur arriere-faix, mais il a très-bien pu couper le cordon avec les dents. C'eſt ainſi que les Sauvages du Bréſil en uſoient, quand les François y aborderent, comme le témoigne Jean Lery dans l'*Hiſtoire de ſa Navigation au Bréſil, Chap* XVI. Du moins Adam a-t-il pu juger, que puiſqu'on pouvoit, ſans danger pour l'enfant, couper le cordon avec les dents, on pouvoit le couper de même de toute autre maniere, ce qu'il aura fait. Il eſt vrai que voyant qu'il ſortoit du ſang du bout qui tenoit à l'enfant, il l'aura lié. Voilà donc la ligature, & le retranchement du cordon établis, & voilà le Genre Humain ſauvé de même dans cette ſeconde ſuppoſition.

TROISIEME SOLUTION.

Je vais plus loin encore, & je suppose qu'Adam à qui l'arriere-faix & le cordon qui pendoient du nombril de Caïn déplaisoient, les arracha. Qu'en sera-t-il arrivé ? la mort certaine de Caïn, vous a dit votre Philosophe. Tel est le sentiment unanime de tous les Médecins, à ce qu'il a prétendu ; mais il se trompe. On arrache l'un & l'autre constamment à tous les veaux au moment de leur naissance, sans qu'il s'ensuive aucune hémorrhagie. On les arrache de même aux jeunes cochons sans aucun danger. On l'a arraché plusieurs fois à des fétus humains par imprudence sans aucun accident funeste. On peut consulter les deux Dissertations de Jean-Henri Schulze, Professeur en Médecine à Hall, toutes deux dans la *Collection des Theses Anatomiques* de M. Haller, *Tom.* V. l'une *De vasis umbilicalibus natorum & adultorum*, & l'autre, *An umbilici deligatio in nuper natis absolutè necessaria sit ?* où il conclut négativement, & celle de Jean George Roederer, Professeur à

P vj

Gottingue, & célebre Accoucheur ; imprimée dans la seconde partie de ses *Opuscula medica* & intitulée *De funiculi umbilicalis deligatione non absolutè necessariâ.* Dans ces Dissertations ces Médecins citent plusieurs Auteurs, qui ont pensé comme eux , & qui ont rapporté plusieurs Observations d'enfans , à qui on n'a point fait de ligature , & qui n'en ont pas moins vécu.

Il est vrai qu'on oppose un grand nombre d'observations contraires , qui pourroient décider que la ligature du cordon a toujours été nécessaire , si c'étoit sur ce qu'on fait aujourd'hui à cet égard , qu'il fallût juger de ce qu'on faisoit au commencement du monde. Mais il faut en juger sur un principe plus sûr. Dieu a pourvû à la conservation des petits de tous les quadrupedes, qui naissent avec un arriere-faix , comme les enfans , sans qu'ils ayent besoin d'aucun secours. On a donc raison de conclure qu'il a eu pour le moins autant d'attention pour la conservation des enfans , qui sont le plus noble de ses ouvrages ; qu'il a par conséquent établi pour eux de sages regles dans l'ordre de la nature , pour opérer tout ce qui étoit nécessaire pour leur conservation ; & qu'il n'a pas voulu laisser le soin aux hommes de pourvoir par leur adresse à ce qu'il sembleroit avoir négligé de faire lui-même.

Cette conséquence devient presque une démonstration , si l'on compare le changement qui arrive au cordon , avec les autres changemens qui s'operent dans le corps des enfans à leur naissance. Il falloit un canal artériel, & un trou oval pour entretenir la circulation du sang , tant que l'enfant devoit demeurer dans le sein de sa mere sans respirer ; mais ces communications deviennent inutiles dès qu'il commence à respirer , & c'est alors qu'elles se ferment d'elles-mêmes. Les vaisseaux ombilicaux sont nécessaires de même pour la nourriture du fétus avant sa naissance , mais ils n'ont plus d'usage dès qu'il est né : ils doivent donc se fermer alors , & se fermer d'eux - mêmes , car il n'est pas digne de Dieu de penser qu'il ait laissé son

ouvrage imparfait , & qu'il l'ait abandonné aux foins ou à l'adreffe des
hommes.

On peut entrevoir dans la conformation du corps des enfans la mécha-
nique deftinée à opérer ce changement. Le cordon eft formé, comme
on fçait, d'une veine & de deux arteres. Pendant le féjour de l'enfant dans
le fein de fa mere, ces vaiffeaux, néceffaires pour lúi porter la nourriture,
font pleins de fang ; mais comme ils
n'ont plus d'ufage quand il eft né, ces
vaiffeaux changent alors d'état. Rien ne
coule par la veine, elle doit fe refferrer
par le reffort de fes tuniques. Dans les
arteres ombilicales s'il coule encore du
fang, il en coule bien peu , par le changement arrivé dans la direction des arteres iliaques, d'où elles prennent naif-
fance. Ces arteres font coudées pendant la groffeffe, parce que le fétus
étant ramaffé en peloton, les cuiffes
en font pliées contre le ventre. Dans
cette pofition le tronc de ces arteres
qui eft au-deffous de ce coude, doit
recevoir peu de fang, & la plus
grande partie doit alors fe détourner

dans les arteres ombilicales, dont l'origine est au-dessus du coude que font ces arteres. Mais tout change dès que l'enfant est né; on allonge ses jambes, on ouvre au sang le chemin direct dans les iliaques, il n'en passe plus dans les arteres ombilicales, ou il en passe peu, & par conséquent ces arteres vuides, ou moins pleines doivent, de même que la veine ombilicale, se resserrer par le ressort de leurs tuniques, & s'oblitérer.

Ce n'est pas encore tout. Le ressort du cercle tendineux, qui fait le contour de l'ouverture du nombril, étoit contrebalancé par la veine & les arteres ombilicales, tant que ces vaisseaux étoient pleins de sang : mais dès que ces vaisseaux sont vuides, ou moins remplis, ce ressort doit prendre le dessus, & en se resserrant, doit achever de resserrer ces vaisseaux jusqu'à empêcher tout écoulement de sang, ce qui donne le moyen d'arracher le cordon dans certains cas, ou du moins de négliger de le lier sans aucun danger, comme on l'a observé plusieurs fois.

Ces avantages devoient être fort

grands dans les enfans de nos premiers peres , parce qu'Eve qui étoit
fobre & laborieufe , fourniffoit peu de
fang à fes enfans , & que leurs vaiffeaux devoient étre par conféquent
moins dilatés. D'ailleurs , ces enfans
étoient plus forts , avoient les fibres
plus élaftiques , & les tuniques de
leurs vaiffeaux devoient fe refferrer
plus vîte & plus fortement. Ainfi dans
les enfans d'Eve le cordon devoit fe
refferrer de lui - même fans ligature.
Cet avantage fubfifte encore dans les
animaux , parce qu'ils continuent de
fe nourrir comme ils ont toujours fait.
Il ne fubfifte plus en nous, ou il fubfifte
bien rarement, parce qu'on s'eft écarté
du régime de nos premiers Parents.
Les Femmes groffes mangent beaucoup de viande , & d'autres aliments
fucculents , font par conféquent trop
de fang , & en fourniffent trop à leurs
enfans , ce qui rend leurs vaiffeaux
ombilicaux trop gros. D'un autre
côté , la vie molle qu'elles menent ,
fait que leurs enfans font foibles , &
font formés de fibres lâches & peu propres à refferrer ces gros vaiffeaux, c'eft

pourquoi l'on eſt obligé de lier le cordon pour ſuppléer au défaut de ces deux cauſes.

Je finis, Monſieur, cette digreſſion, & je conclus de ce que je viens de dire, qu'Adam a pu arracher le cordon de Caïn, ſans aucun danger de lui nuire, ni de faire périr le genre humain, comme votre Philoſophe a voulu vous le faire craindre. Il eſt vrai que comme il aura peut-être vû, qu'en arrachant ainſi le cordon, il ſuintoit du nombril pendant quelque temps une ſéroſité ſanguinolente, il aura pu prendre le parti de lier le cordon de ſes autres enfans, comme on le pratique aujourd'hui.

Voilà, Monſieur, pluſieurs ſolutions de la difficulté de votre Philoſophe, vous pouvez lui laiſſer la liberté du choix, elles ſont toutes plauſibles & concluantes. Pour moi, Monſieur, je n'en adopte aucune, & vous en ſerez peut-être ſurpris ; mais je crois qu'on peut répondre à votre Philoſophe d'une maniere plus générale & plus déciſive, que je vais vous communiquer.

QUATRIÉME SOLUTION.

JE crois, Monsieur, que celui qui a appris aux oiseaux qu'il avoit créés, & qui n'avoient jamais vû de nid, d'en construire avec un art merveilleux pour y pondre ; solidement attachés aux branches des arbres ; garnis en dedans de mousse, de laine, de plumes ; proportionnés à la grosseur de leurs petits ; que le même instruisit Adam & Eve de la conduite qu'ils devoient tenir à la naissance de leurs enfans pour les conserver, supposé que leur ministere y fût nécessaire. Ce sera, si vous voulez, par un instinct qui se sera dans la suite affoibli ou effacé (*c*), quand on a commencé d'agir par les lumieres de la raison, & qu'on n'a plus eu besoin de s'en fier à l'instinct, ou ce qui me paroît plus plausible, ce sera par une révélation expresse ; mais il n'est pas apparent,

(*c*) C'est ainsi que les pigeons & les tourterelles domestiques ont perdu l'instinct de faire des nids, depuis qu'on leur en fait, au lieu que les pigeons & les tourterelles sauvages l'ont conservé.

que Dieu qui a appris à tous les quadrupedes ce qu'ils devoient faire pour
sauver leurs petits à leur naiſſance,
ait abandonné l'homme, qui eſt la plus
parfaite de ſes créatures, à l'ignorance
dans le même cas.

Il n'y a rien de ſurprenant, que Dieu
ait inſtruit Adam de ce qu'il falloit faire
pour conſerver les enfans qui lui naîtroient. Il eſt certain qu'il a daigné
donner des inſtructions aux hommes
dans ce commencement du monde ſur
des ſujets bien moins importans. Adam
étant encore dans le Paradis terreſtre,
donna à toutes les eſpeces d'animaux
un nom (d) *qui leur étoit propre.* Il avoit
donc une langue, & une langue qui
étoit abondante, dont il connoiſſoit
la valeur de tous les mots, & comment avoit-il pu acquérir naturellement, & acquérir en ſi peu de temps
des connoiſſances qui ſont le fruit d'un

(d) *Formatis igitur Dominus Deus de humo*
cunctis animantibus terræ, & univerſis vo
latilibus Cœli, adduxit ea ad Adam, ut vide
ret quid vocaret ea: Omne enim quod vocavit
Adam, animæ viventis, ipſum eſt nomen ejus.
Geneſ. II. 19.

long ufage, & d'une (e) profonde fageſ-
fe. Caïn, fils aîné d'Adam, fut (*f*) *la-*
boureur, *& il offrit à Dieu les fruits de*
la terre ; qui lui avoit appris à cultiver
la terre, qui lui avoit montré les inſtrumens néceſſaires pour cela ? Enfin
Tubalcaïn (*g*), ſeptiéme deſcendant
d'Adam, *exerça l'art de travailler avec*
le marteau, *& fut habile en toute forte*
d'ouvrages d'airain & de fer. On connoiſſoit donc dès ce temps-là le fer &
l'airain, & comment pouvoit-on les
connoître ? Ces métaux font cachés
dans la terre ſous une forme qui les
rend méconnoiſſables, ce n'eſt que par
des opérations répétées, qu'on les fait
paroître ſous leur forme naturelle. Du
temps de Tubalcaïn avoit-on pu trouver les mines, qui fourniſſent le fer &
l'airain, & avoit-on découvert le
moyen de les préparer ? Certainement

______

(e) *Qui primus*, *quod ſummæ ſapientiæ*
Pythagoræ viſum eſt, *omnibus rebus impoſuit*
nomina .... *aut qui ſonus vocis*, *qui infiniti*
videbantur, *paucis literarum notis termina-*
vit ? Cicero, *Tuſculan. quæſt. Libro* I. 11.
(*f*) Geneſe, III. 2. & 3.
(*g*) Geneſe, IV. 22.

non. Comment rendre donc raison de
tous ces faits, si ce n'est en recon-
noissant que c'étoit Dieu qui avoit
appris à Adam la langue qu'il parloit;
à Caïn l'art & les moyens de cultiver
la terre; à Tubalcaïn les connoissances
nécessaires pour trouver les métaux,
les préparer & les travailler; & dans
de pareilles circonstances, pourquoi ne
dirions-nous pas de même, que Dieu
avoit appris à Adam ce qu'il falloit
faire pour la conservation des enfans
qui lui naissoient, supposé qu'il eût
laissé quelque chose à faire à ses soins.

CINQUIÉME SOLUTION.

JUSQU'ICI je n'ai fait, Monsieur,
que vous fournir des moyens de répondre à votre Philosophe. Il est temps
de changer de rôle, & en lui rétor-
quant son argument, de l'obliger à répondre lui-même. Ces Messieurs se
croient bien forts, quand ils attaquent;
mais ils sont bien foibles, quand on
les force à se défendre. Or il vous est
facile d'y réduire votre Philosophe.

Le genre humain exifte ; il faut donc, ou qu'il ait commencé d'être par la volonté de Dieu, qui l'a créé, ou qu'il exifte néceffairement & de toute éternité.

Si votre Philofophe prend le premier parti, fon opinion ne différera de la croyance de l'Eglife, qu'en donnant trop d'ancienneté au monde, & en fuppofant qu'il y a cinquante, cent mille ans, qu'il a été créé. Dans cette fuppofition, vous lui ferez fur fon Adam & fur fon Eve, c'eft-à-dire, fur le premier homme & la premiere femme que Dieu créa, felon lui, il y a cent mille ans, l'objection qu'il vous fait comme votre Adam & votre Eve, créés il y a environ fix mille ans, & vous lui déclarerez que vous vous fervirez pour lui répondre, de ce qu'il adoptera lui-même pour fe tirer d'embarras.

Que s'il prend l'autre parti, & qu'il ofe foutenir que le genre humain exifte néceffairement & de toute éternité, il faudra qu'il admette une *férie* néceffaire & éternelle d'individus, tous con-

tingents, ce qui eſt une abſurdité pal-
pable, qui renferme une contradiction
manifeſte, *Série néceſſaire d'individus*
contingents. N'importe, Monſieur,
n'incidentez pas. Les hommes de cette
férie, ou auront appris, par des obſervations répétées, la néceſlité de
lier le cordon de leurs enfans; & dans
ce cas, avant qu'ils aient acquis cette
cette connoiſſance, le genre humain
aura eu tout le temps de périr; ou
cette connoiſſance étoit en eux nécef-
ſaire & innée, ce qui eſt une nouvelle
abſurdité, dont il ne faut pas être ſurpris, car les abſurdités s'appellent les
unes les autres. Dans ce cas, vous
lui direz que vous admettez de même
dans les premiers hommes de votre
férie créée, la même connoiſſance innée, mais non pas néceſſaire, car
c'eſt Dieu qui la leur aura donnée;
c'eſt-à-dire, que vous le battrez de
ſes propres armes, après en avoir ôté
l'impiété qu'il y mettoit.

Montrez cet écrit, Monſieur, à
votre Philoſophe. S'il veut bien le
lire avec attention, j'eſpere qu'il ra-

battra de la confiance qu'il a dans ſes opinions ; mais je ſouhaiterois que mes réflexions euſſent un ſuccès plus heureux, & qu'elles puſſent le ramener à la droite raiſon, & l'engager à avoir plus de reſpect pour les vérités révélées. Je ſuis, &c.

FIN.

TABLE.

TABLE
DES MATIERES
Contenues dans ce Volume.

***

A

Q

ment encore par Pline, 94. Sentiment contraire des anciens Médecins, 95. Accouchement par les pieds, moins douloureux, plus facile, plus prompt, plus sûr que celui qui se fait par la tête, 101. C'est à cette espece qu'il faut ramener tous les enfans qui présentent toute autre partie que la tête, ou qui se présentent mal par la tête, 103.

Accouchement contre - nature, sont de deux sortes, 126. De ceux où les enfans se présentent par la tête, mais dans une posture qui met obstacle à leur sortie, 127; ces obstacles sont, 1°. lorsque la tête n'est pas dans la direction du vagin; 2°. quand elle ne se présente pas seule; 3°. quand la face est tournée en haut, 127. Inconvéniens du premier cas, 128. Moyens d'y remédier lorsque l'obstacle vient de l'obliquité de l'enfant, la matrice étant droite, 130. *Second cas de l'accouchement contre-nature*, quand l'enfant présente la tête avec une main ou avec toutes les deux, 132. En quelles circonstances on peut laisser finir dans cet état l'accouchement qui est déjà avancé, 133. Moyens d'y remédier si l'on craint que l'accouchement ne soit trop difficile & trop laborieux, *ibidem*. Si ces moyens ne réussissent pas, le dernier parti est de retourner l'enfant & de faire l'accouchement par les pieds, 134. *Troisieme cas*, quand l'enfant se présente la face en haut tournée vers les os pubis; causes de cette mauvaise position, 134. quoiqu'elle n'empêche pas l'accouchement, en quoi elle peut être fâcheuse,

C

F.

M.

O.

P

R

V

Fin de la table des Matieres.

APPROBATION.

J'AI lû par ordre de Monseigneur le Chancelier un Manuscrit intitulé : *l'Art d'accoucher réduit à ses principes*, par M. ASTRUC & je l'ai trouvé très - digne de l'impression. Ce 20 Août 1765.　　BARON.

PRIVILEGE DU ROI.

LOUIS, par la grace de Dieu, Roi de France & de Navarre : A nos amés & féaux Conseillers, les Gens tenant nos Cours de Parlement, Maîtres des Requêtes ordinaires de notre Hôtel, Grand Conseil, Prévôt de Paris , Baillifs, Sénéchaux, leurs Lieutenans Civils , & autres nos Justiciers qu'il appartiendra, Salut. Notre Amé GUILLAUME CAVELIER, Libraire à Paris , Nous a fait exposer qu'il désireroit faire imprimer & réimprimer & donner au Public des Ouvrages & Livres qui ont pour titre : *Œuvres de M. Astruc, en Latin & en François, la Chimie de Zimmerman , traduite de l'Allemand en François par M. Baron* ; s'il Nous plaisoit lui accorder nos Lettres de Privilége pour ce nécessaires. A CES CAUSES, voulant favorablement traiter l'Exposant, Nous lui avons permis & permettons par ces Présentes de faire imprimer & réimprimer lesdits Ouvrages & Livres autant de fois que bon lui semblera, & de les vendre, faire vendre & débiter par notre Royaume,

pendant le temps de quinze années confécu-
tives, à compter du jour de la date des préfentes. Faifons défenfe à tous Imprimeurs, Libraires, & autres perfonnes de quelque qualité
& condititon qu'elles foient, d'en introduire
d'impreffion ou de réimpreffion étrangère
dans aucun lieu de notre obéiffance; comme
auffi d'imprimer & réimprimer, faire imprimer & réimprimer, vendre & débiter lefdits
Ouvrages & Livres, nj d'en faire aucun Extrait fous quelque prétexte que ce puiffe être
fans la permiffion expreffe & par écrit dudit
Expofant, ou de celui qui aura droit de lui,
à peine de confifcation des Exemplaires con-
trefaits, de trois mille livres d'amende contre
chacun des contrevenans, dont un tiers à
Nous, un tiers à l'Hôtel-Dieu de Paris, &
l'autre tiers audit Expofant ou à celui qui aura
droit de lui, & de tous dépens, dommages &
intérêts; à la charge que ces Préfentes feront
enregiftrées tout au long fur le Regiftre de la
Communauté des Imprimeurs & Libraires de
Paris, dans trois mois de la date d'icelles; que
l'impreffion & réimpreffion defdits Ouvrages
& Livres fera faite dans notre Royaume, &
non ailleurs, en bon papier & beaux carac-
tères, conformément à la feuille imprimée,
attachée pour modele fous le contre-fcel des
Préfentes; que l'impétrant fe conformera en
tout aux Réglemens de la Librairie, & no-
tamment à celui du 10 Avril 1725; qu'avant
de les expofer en vente, les Manufcrits &
Imprimés qui auront fervi de Copie à l'impreffion & réimpreffion defdits Ouvrages &
Livres, feront remis dans le même état où
l'Approbation y aura été donnée, ès mains

de notre très-cher & féal Chevalier Chence-
celier de France, le fieur De Lamoignon,
& qu'il en fera enfuite remis deux exemplaires de chacun dans notre Bibliothèque publi-
que, un dans celle de notre Château du Lou-
vre, & un dans celle de notre très-cher & féal
Chevalier Chancelier de France, le fieur De
Lamoignon, le tout à peine de nullité des
Préfentes. Du contenu defquelles vous mandons & enjoignons de faire jouir ledit Expofant & fes ayant caufes, pleinement & paifible-
ment, fans fouffrir qu'il leur foit fait aucun
trouble ou empêchement. Voulons que la Copie des Préfentes qui fera imprimée tout au
long, au commencement ou à la fin defdits Ouvrages & Livres, foit tenue pour duement fi-
gnifiée, & qu'aux Copies collationnées par
l'un de nos amés & féaux Confeillers Secrétai-
res, foi foit ajoutée comme à l'Original. Com-
mandons au premier notre Huffier ou Sergent,
fur ce requis de faire pour l'exécution d'icelles, tous Actes requis & néceffaires, fans demander autre permiffion, & nonobftant cla-
meur de Haro, Charte Normande, & Lettres
à ce contraires. Car tel eft notre plaifir. Donné à Verfailles le dix-feptième jour du mois
de Décembre, l'an de grace, mil fept cent
foixante, & de notre règne, le quarante-fixie-
me. Par le Roi en fon Confeil.

Signé, LEBEGUE.

*Regiftré fur le Regiftre XV de la Chambre
Royale & Syndicale des Libraires & Imprimeurs de Paris*, N°. 203, *fol.* 228, *conformément au Réglement de 1723. A Paris, le* 2
Janvier 1761.

S igné, G. SAUGRAIN, Syndic